Vision

一些人物，
一些視野，
一些觀點，
與一個全新的遠景！

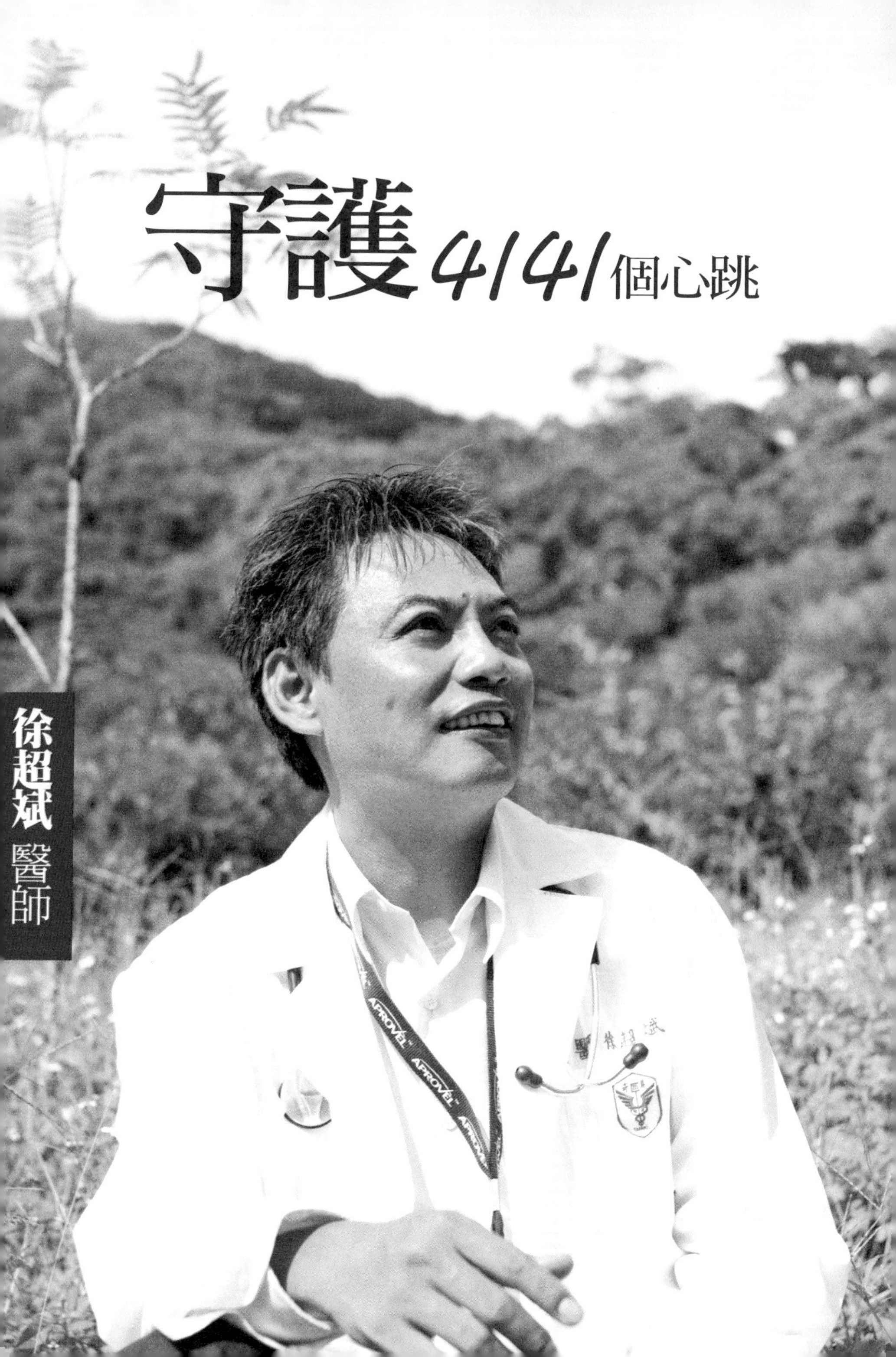
守護4141個心跳
徐超斌醫師

山路・蜿蜒

徐醫師開著車，我們在蜿蜒中前進。很難想像，徐醫師的左半側其實行動不便。

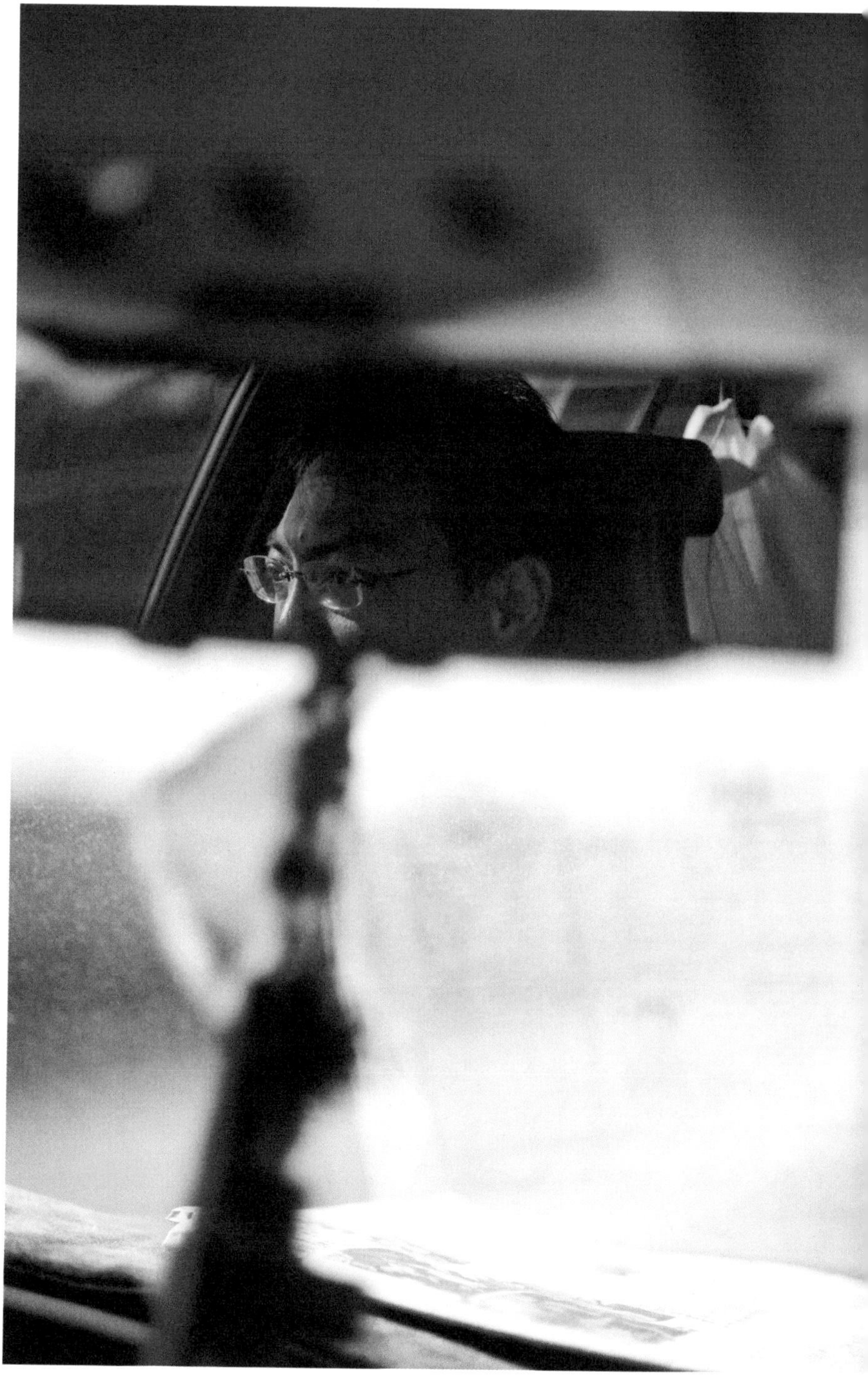

心・還是會痛一下

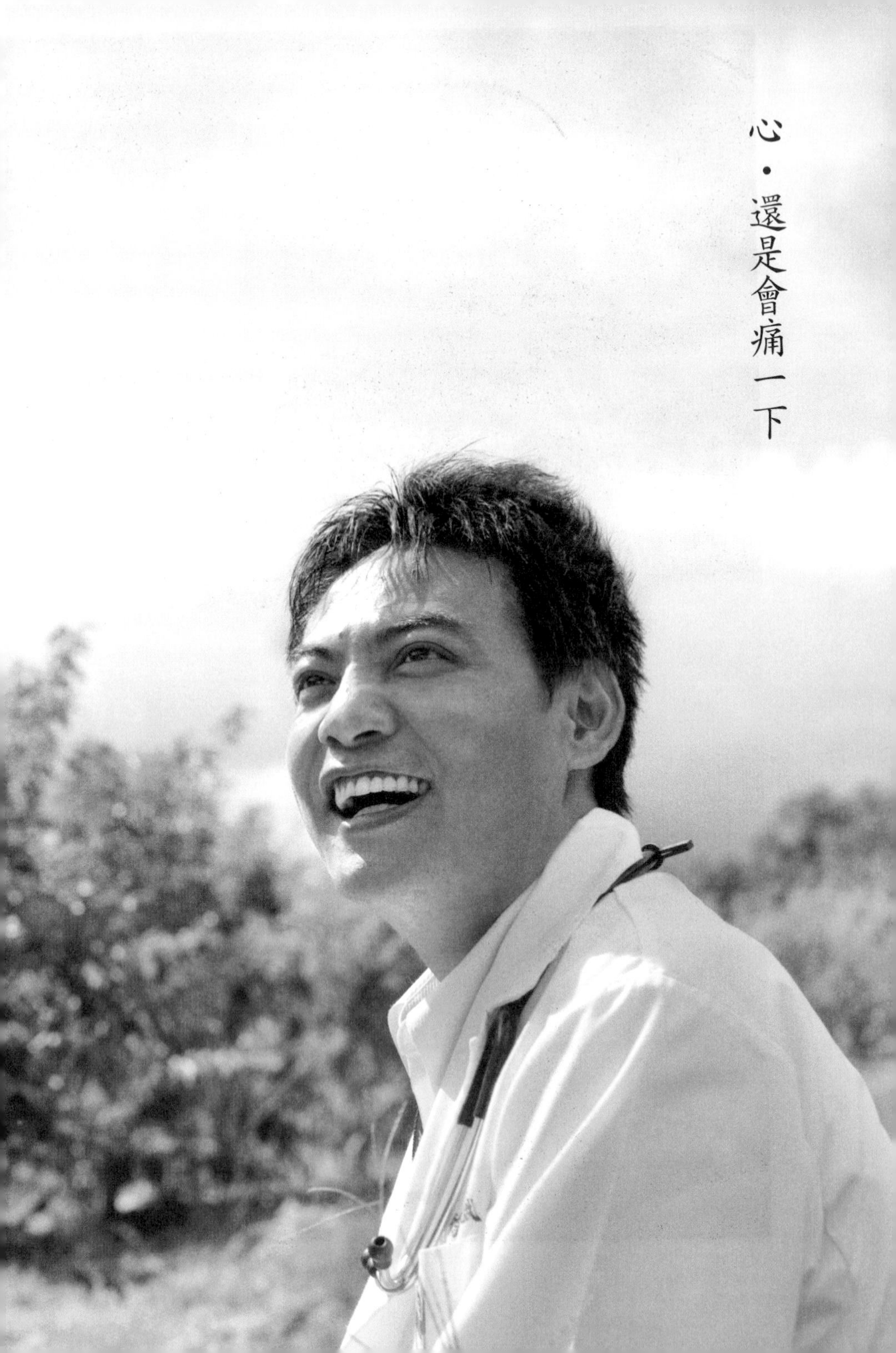

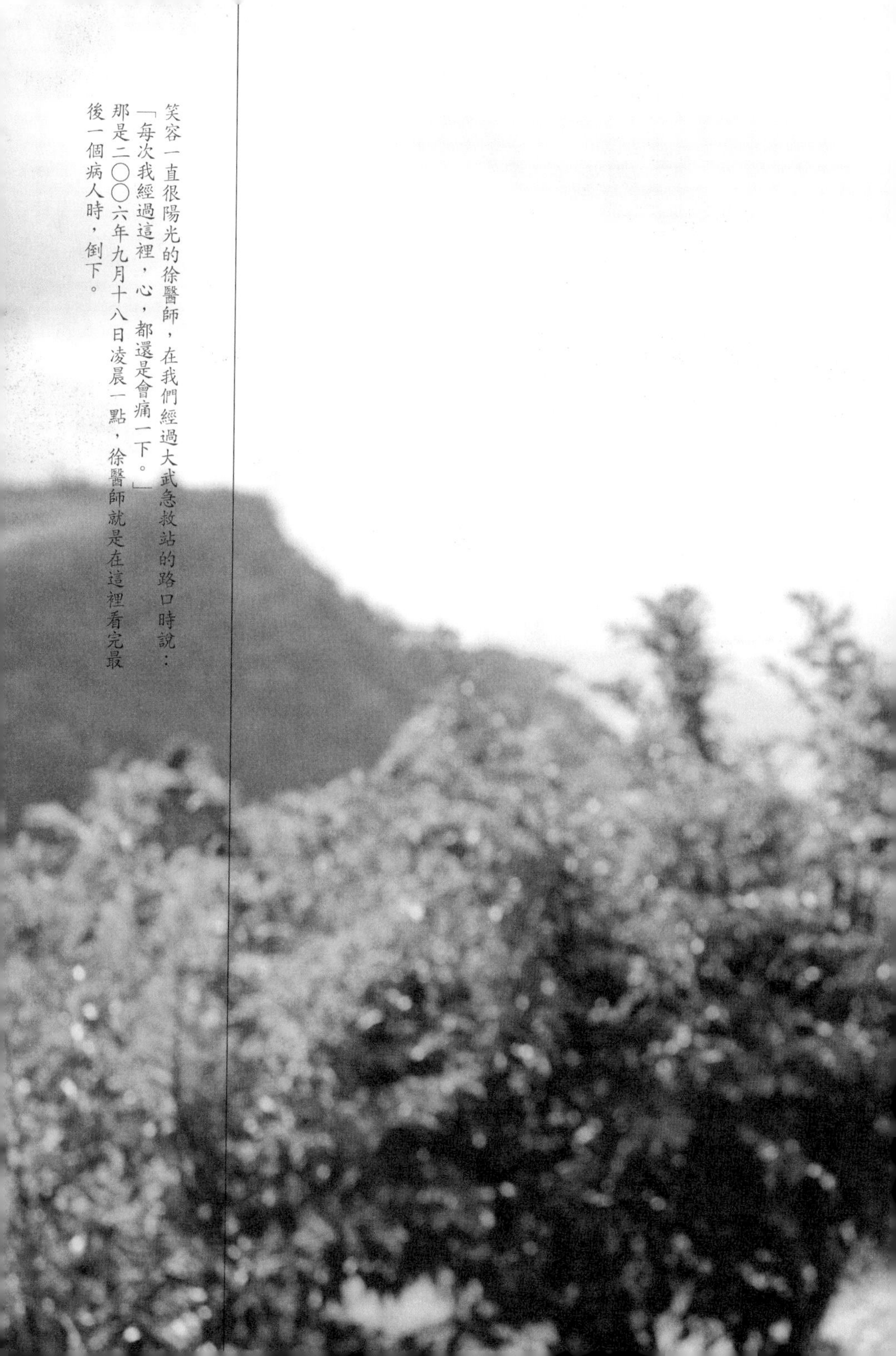

笑容一直很陽光的徐醫師，在我們經過大武急救站的路口時說：
「每次我經過這裡，心，都還是會痛一下。」
那是二〇〇六年九月十八日凌晨一點，徐醫師就是在這裡看完最後一個病人時，倒下。

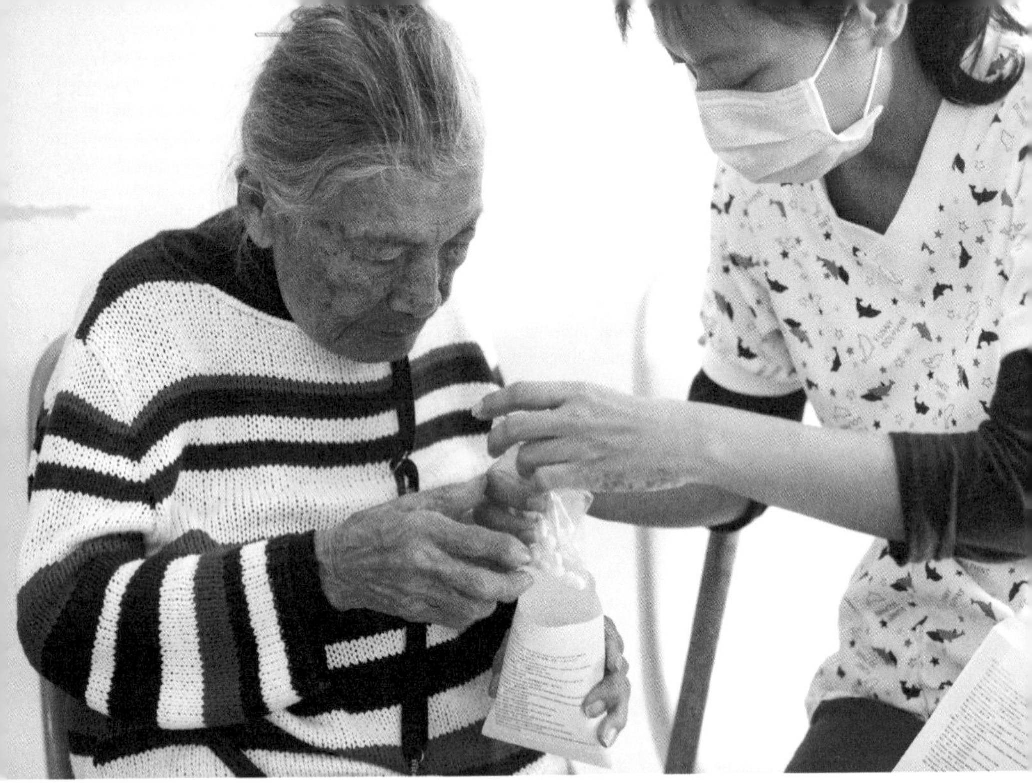

最・動人

簡陋的土坂衛生室，病患早已在等待，
他們看見徐醫師到來，臉上顯露出安心。

徐醫師在這裡的醫療團隊很多是義工，
承襲了徐醫師的醫病胸襟，
護士溫和地囑咐老婆婆如何吃藥，
又將健保卡幫她收安在包包裡。

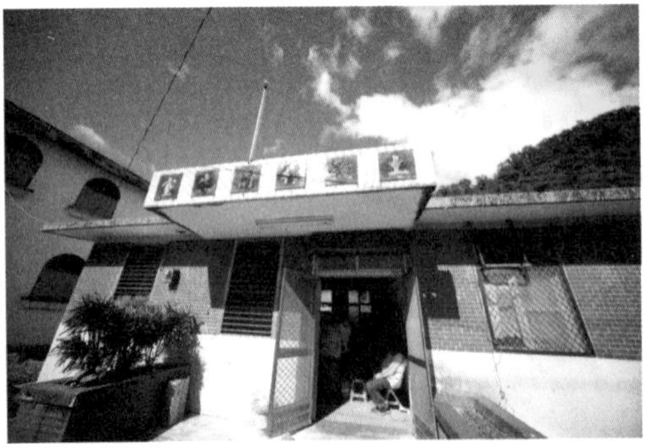

叫出每個孩子的名字

男孩的身影才在門外一閃，徐醫師遠遠就招呼他：「××，你感冒怎麼還沒好？那這回哪裡不舒服呢？」小男孩雙手疊後，兩隻腳靦腆地扭動著。

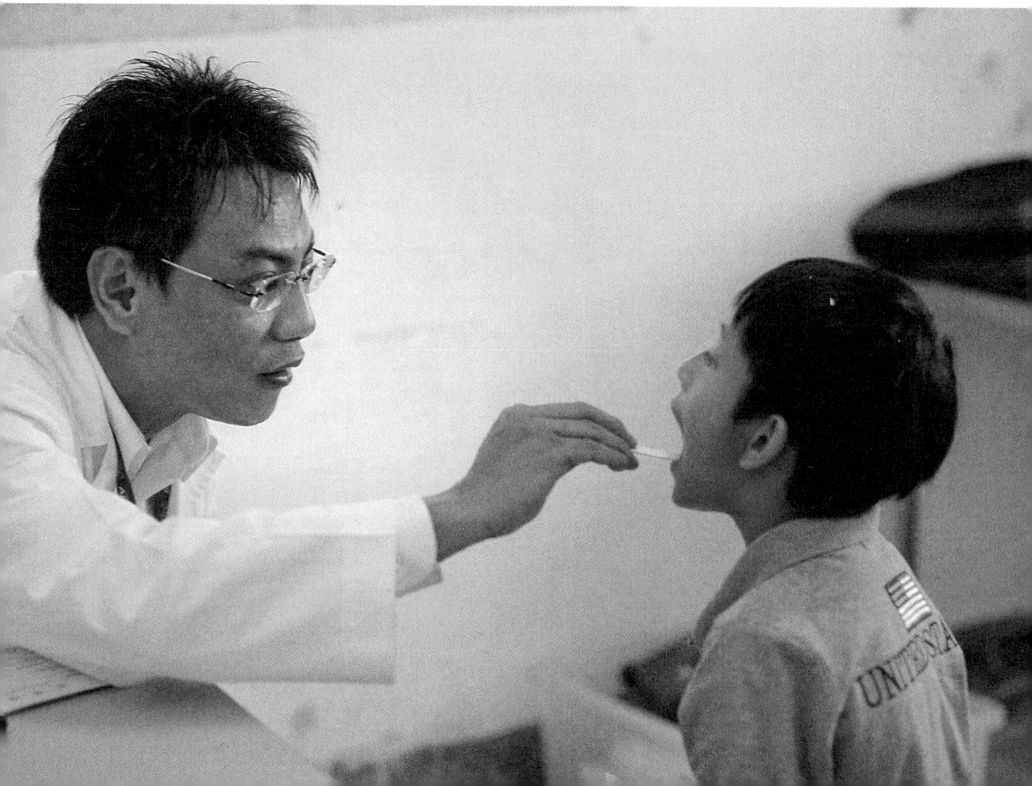

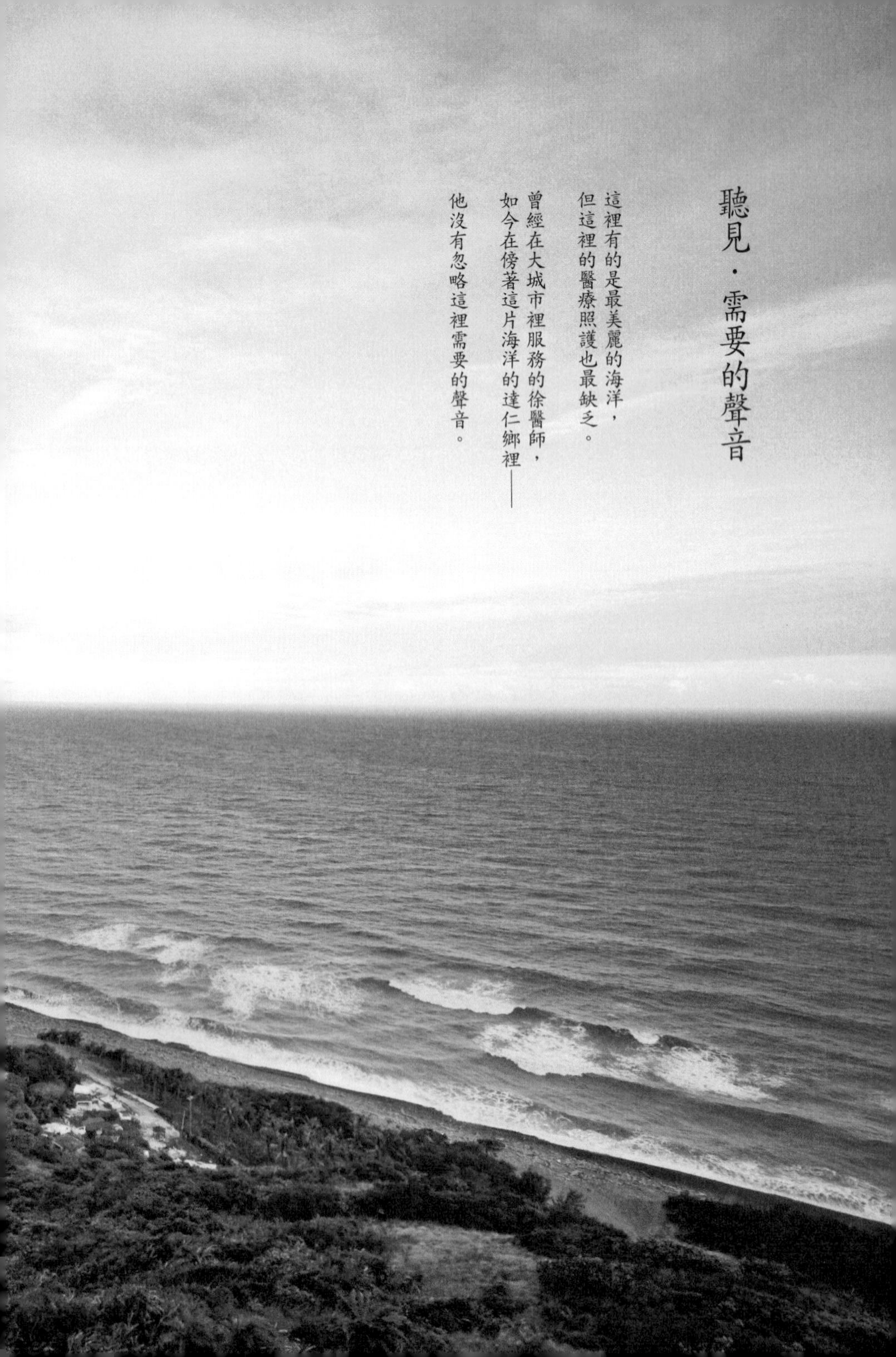

聽見·需要的聲音

這裡有的是最美麗的海洋，
但這裡的醫療照護也最缺乏。

曾經在大城市裡服務的徐醫師，
如今在傍著這片海洋的達仁鄉裡——

他沒有忽略這裡需要的聲音。

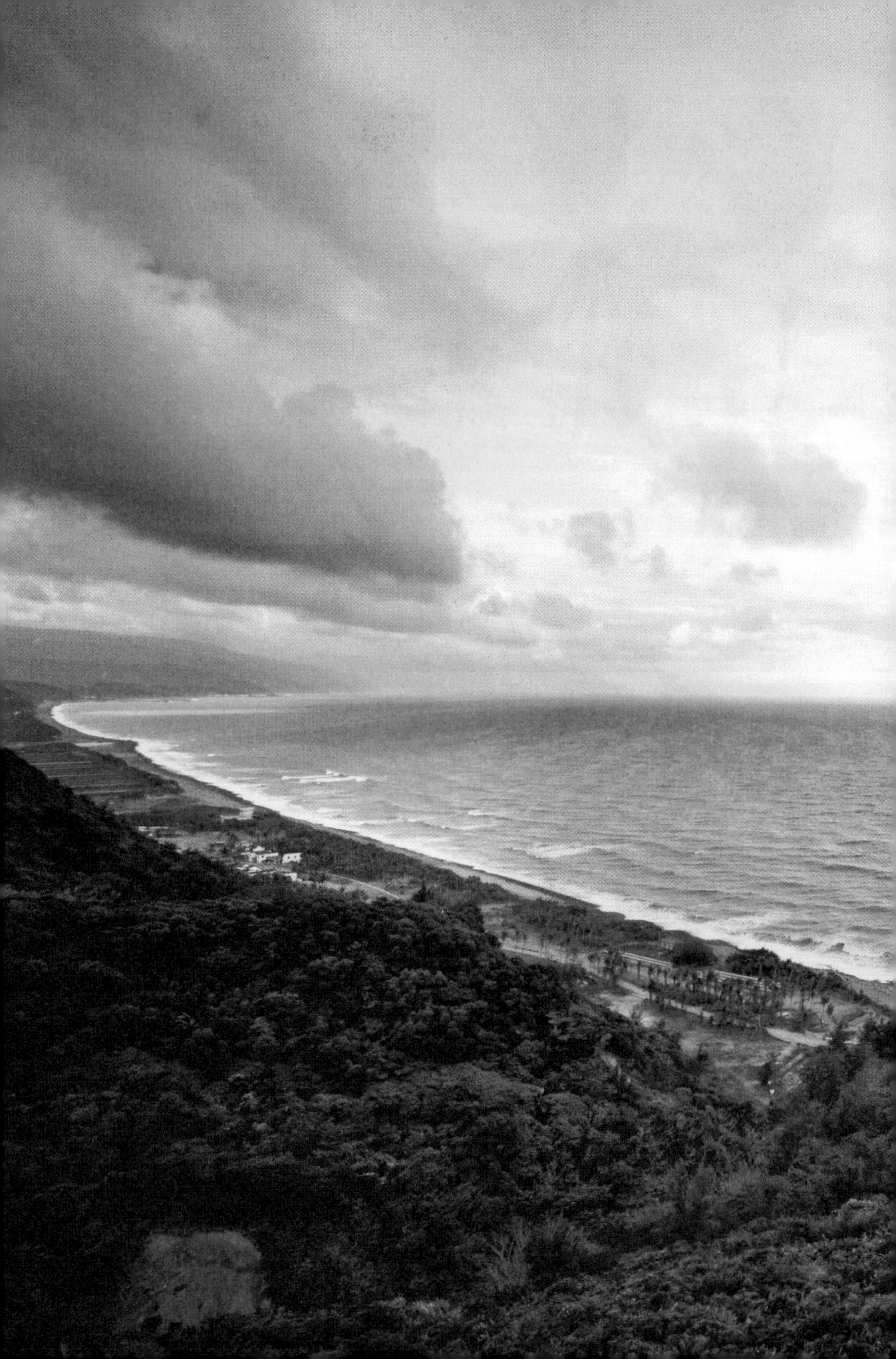

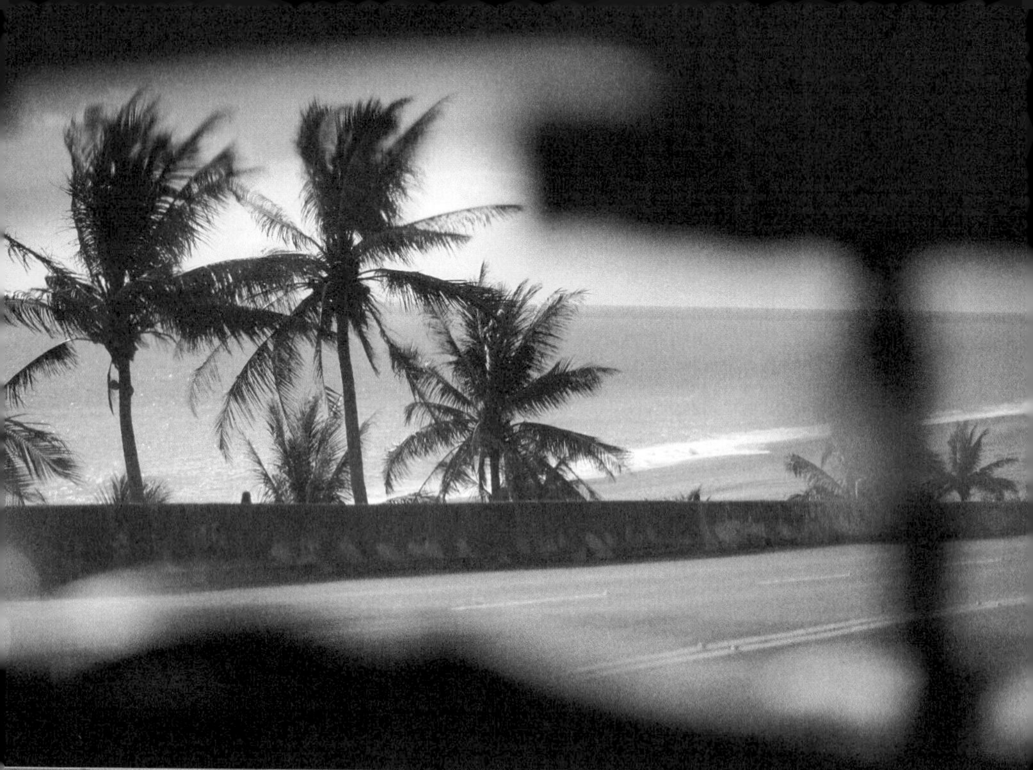

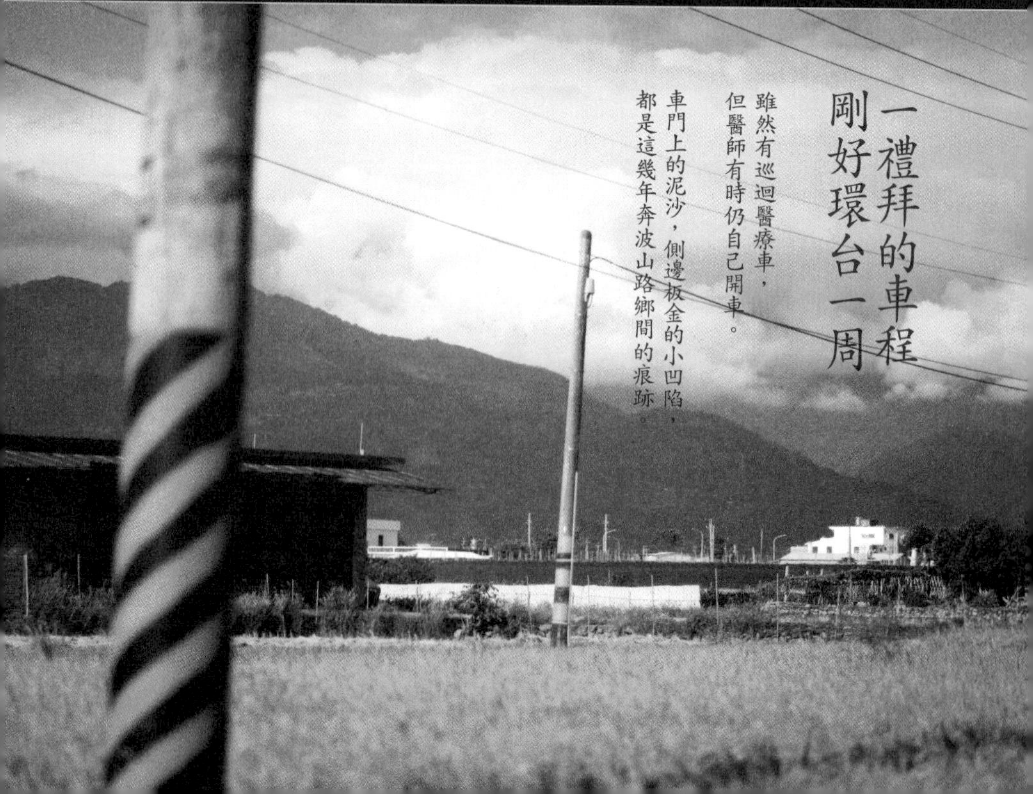

一禮拜的車程
剛好環台一周

雖然有巡迴醫療車，
但醫師有時仍自己開車。

車門上的泥沙，側邊板金的小凹陷，
都是這幾年奔波山路鄉間的痕跡。

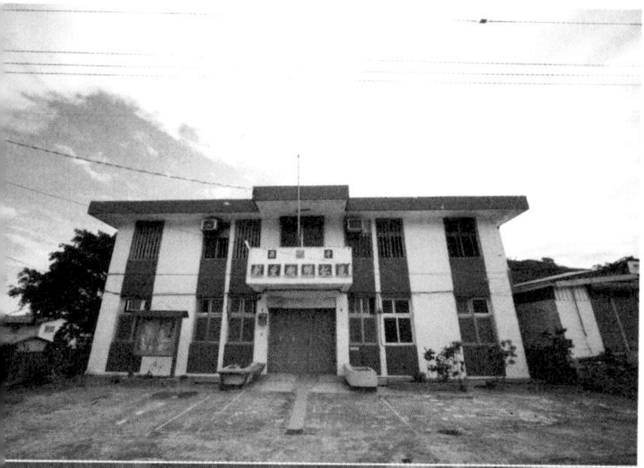

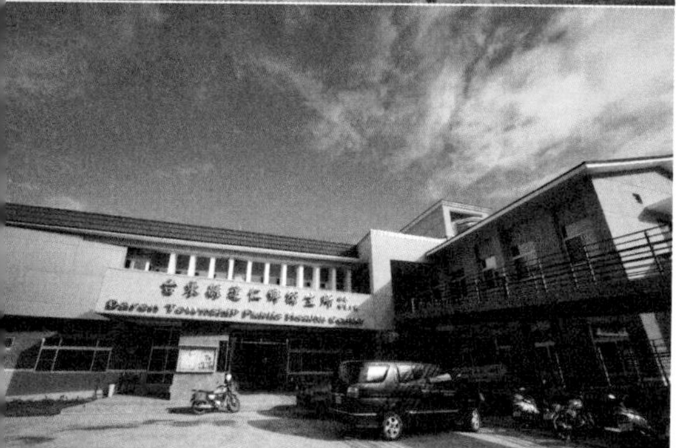

新舊衛生所

原本佇立在南迴公路邊的古老衛生所，經由徐醫師的奔走，甚至還充當起建築師，終於在二〇〇九年二月，頹圮的衛生所換上嶄新面貌。

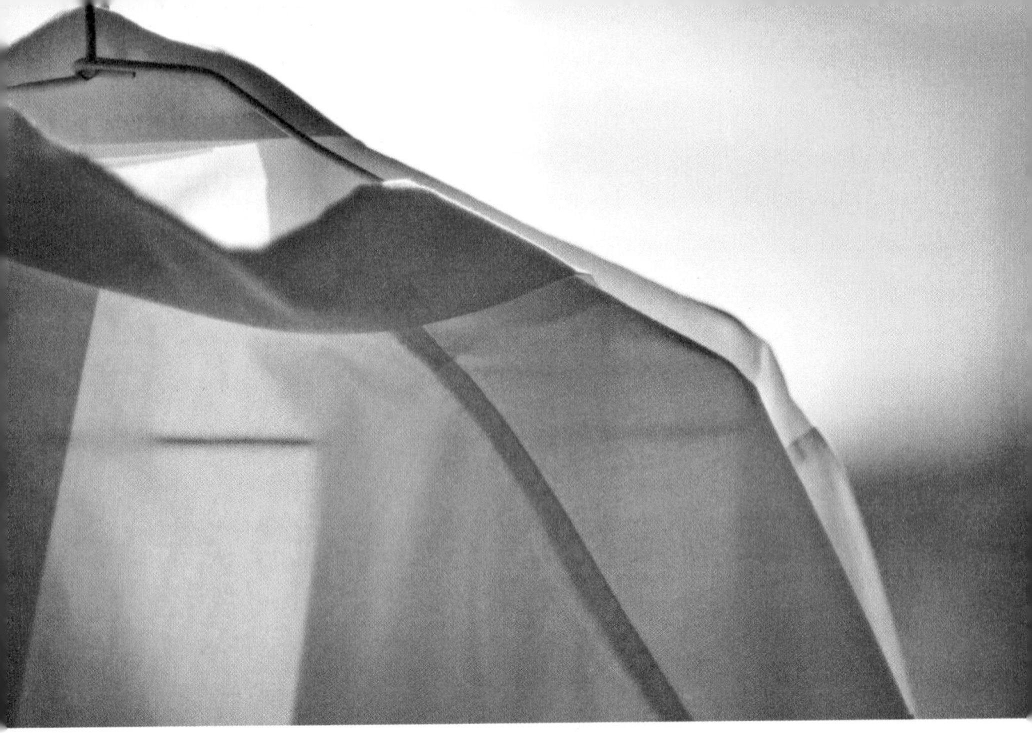

連上80小時的班

在徐醫師病倒那一週的前五天，其實已連上了80小時的班。那一年，他才39歲。他說，原本還有很多的夢想……

徐醫師懸掛在車子裡的白袍，在崎嶇的山路裡，輕輕地顫動著。

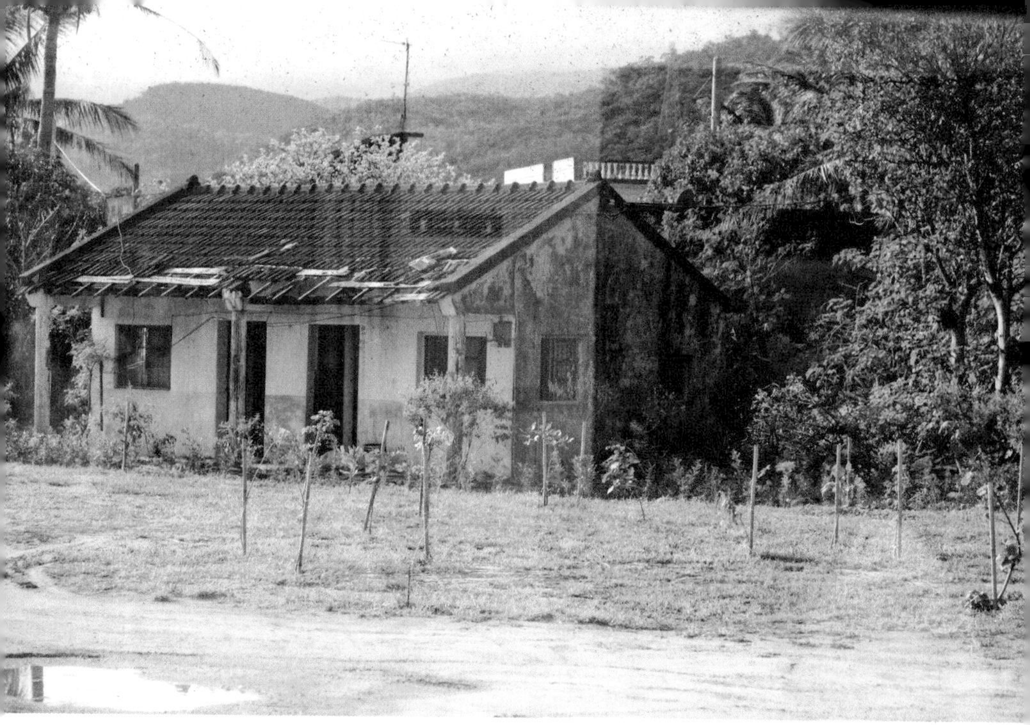

窗外

二〇〇九年六月，徐醫師服務期滿，
他婉拒三家大醫院的高薪邀請，依然留在達仁。
這是徐醫師的診間窗外看出去的景色，
他在這裡，守護。

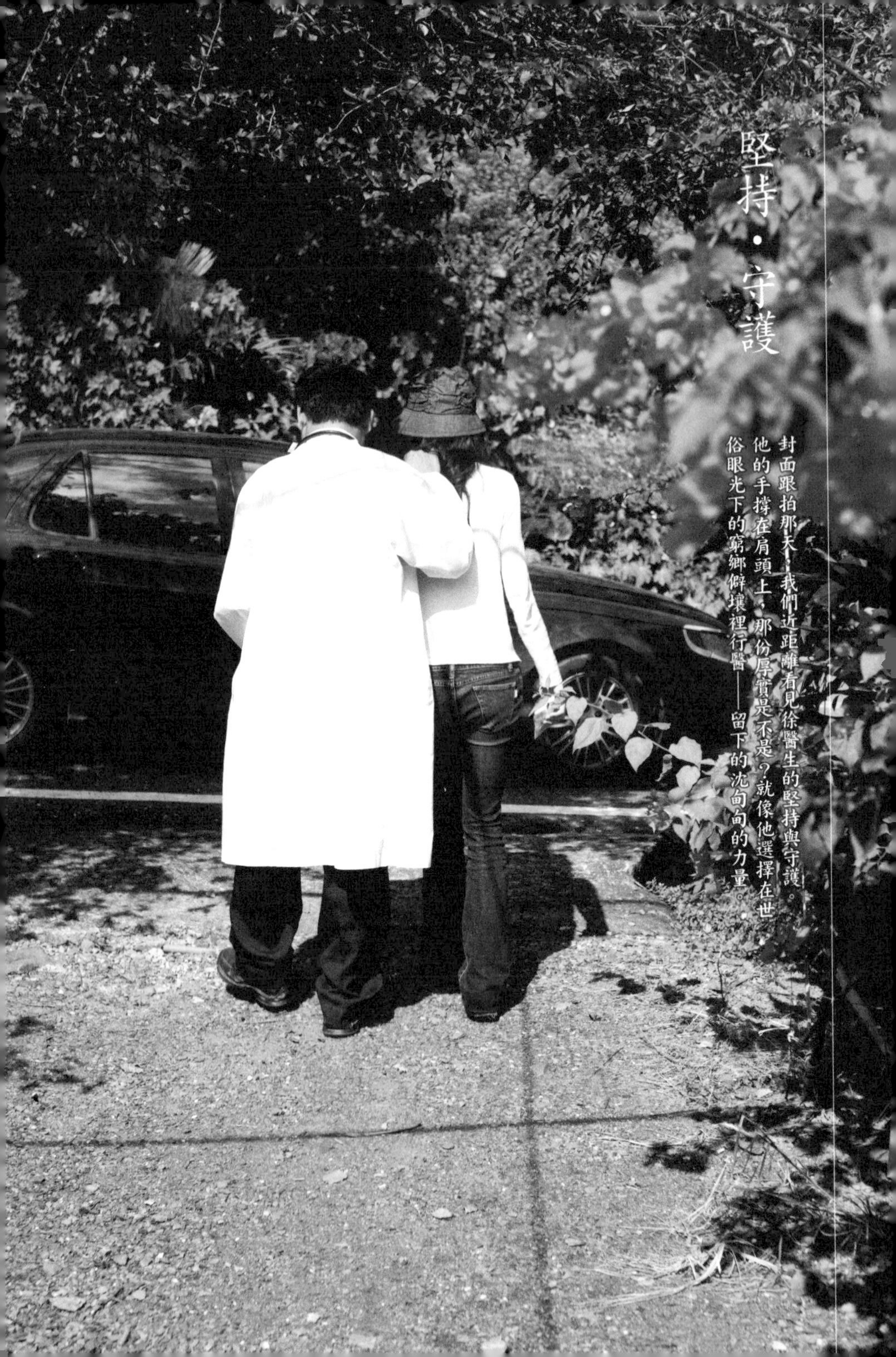

堅持・守護

封面跟拍那天，我們近距離看見徐醫生的堅持與守護。他的手撐在肩頭上，那份厚實是不是？就像他選擇在世俗眼光下的窮鄉僻壤裡行醫——留下的沈甸甸的力量。

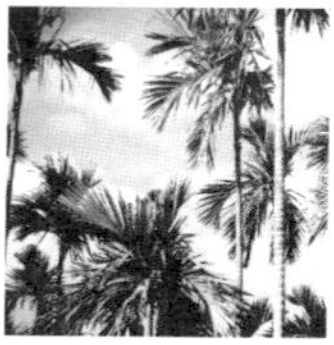

徐醫師一週工作時間及路線

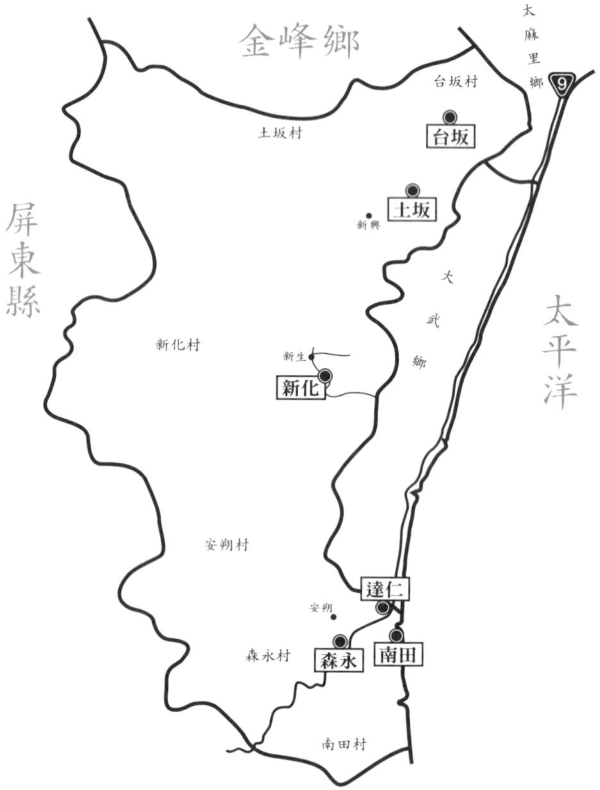

週一：台東市→早上達仁衛生所看診，下午→台坂村巡迴醫療，晚上→土坂村夜間門診。
週二：台東市→早上新化村巡迴醫療，下午→達仁衛生所看診，晚上→大武急救站值夜班急診到早上八點。
週三：台東市→早上土坂村巡迴醫療。下午是一星期中唯一的喘息時間。
週四：台東市→早上森永村巡迴醫療，下午→達仁衛生所看診兼施打小兒預防注射，晚上土坂村夜間門診。
週五：達仁衛生所看診。
週六：輪值大武急救站二十四小時的班。
週日：輪值大武急救站二十四小時的班。

另外，徐醫師禁不住署立台東醫院醫師的哀求，他每個月會擠出幾個晚間的空檔到署立台東醫院值大夜班急診。

【推薦序】台灣需要這樣的醫師

黃達夫（和信治癌中心醫院院長）

出版社寄來此書的初稿，我一開始讀就不能釋手，因為我從書中字裡行間看到了一位醫界的典範。

我們常常說，一位好醫師不但要具備優良的專業知識與技術外，還要有良好的溝通能力，並且要處處站在病人的立場設想，才能了解病人的需求，更要說服整個醫療團隊，包括醫護、行政人員與他密切合作，以提供給病人周延而完善的照護。出眾的醫師往往是為病人做出超出本分的工作，因而獲得意想不到的效果。經常在這種情形下，才能把可能失去的病人挽救回來。病人如果碰到這樣的醫師，可真是福氣。

徐醫師在醫學生時代，臨床實習的時候，「就與護理人員建立起良好的互動關係，也因為這層關係，許多醫師叫不動的護士，我卻輕易就可以求得幫忙，甚至有些護士會在我忙不過來時主動前來協助。」他又說：「我從未對護理人員咆哮、責難，所以，每當我看到一些大牌醫生，脾氣來時，對護士怒罵、丟病歷或摔器械，心中總是不解，**醫護本是一體。要拯救病人，並不是一個拿著手術刀的醫生就能完成，護士、助手等人的協助，都對病人的生死起著關鍵的作用。醫生與護士應該屬於同一個團隊，共同為病人的健康努力打拚。**」一位醫學生竟然比他的老師更有智慧、更為成熟，怎不叫人感佩？顯然，當一個有正向思考能力的人，從負面的「教材」也能學到東西。

當徐醫師決心回鄉服務原住民同胞，在奇美急診室工作的最後一天，「與我一起上班的住院醫師，可能消受不了大量湧入的病患，每當檢傷護士推病人到診區時，立刻大聲抱怨檢傷護士：「別再推床進來了，這裡嚴重塞車了。」我見狀，馬上出言制止：「沒關係，推過來，我來處理。」因此徐醫師就無法準時下班，但是，他離開時，心安理得。而且，我相信他的言行，必定給了那位住院醫師一個印象深刻的身教。

從他回鄉在基層照顧病人的經驗中，徐醫師更領悟到「一般民眾不像醫生擁有醫學常識，所以面對一些醫療情況常常會不知所措，但其實只要我們醫護人員能設身處地，多以同理心，將心比心地站在他們的立場，多為他們設想一點或多做一點，即使只是簡單幾句話的提醒、叮嚀或建議，我相信對病人的幫助都很大，尤其在心理層面上，畢竟醫療不只是醫治身體上的病痛，也應該包括安撫病人的心、家屬的心。」徐醫師是如此體貼病人，難怪徐醫師的病人把他當做生命最重要的依靠。

我非常同意他說：「我開的藥再平常不過，只要稍有本事的醫生都會開，你們覺得我開的藥很好、很有效，那是因為我願意耐心地傾聽你們訴說病痛，你們相當信任我，而也許，這就是所謂神醫的祕密。」

然而，醫師也是人，在他三十九歲突然中風，而失去左邊身體的功能後，難免有挫折感，有低潮，甚至有自殺的念頭，但是，每每看到病人對他的需要、信賴，以及真誠的關心，終究讓他體會到生命的價值與意義。

最後，他說「真正讓我得以成長的，卻是那些無以計數病情又千變萬化的病人，他們才是在我背後推動我往前進的最好導師。」的確，病人是醫師最好的老師。我們越用心去了解每一位病人，我們專業的成長越快。

我自己很幸運地在行醫的初期就遇到了數位令我感佩的典範，而逐漸領悟到從事醫療工作的真諦。然而，徐醫師在很多方面表現出超出一般人的智慧。顯然，對他而言，醫療素養就是他的本性，做起來就是那麼地自然。

讀後，我真希望有機會進一步認識徐醫師。謹在此祝福他身體健康，期許他發揮更大的影響力，因為，台灣需要更多像徐醫師一樣的醫師。

目錄

chapter 3 奇美醫院急診風雲

chapter 4 部落的超人醫生

chapter 5 重生

chapter 1 超人醫師倒下

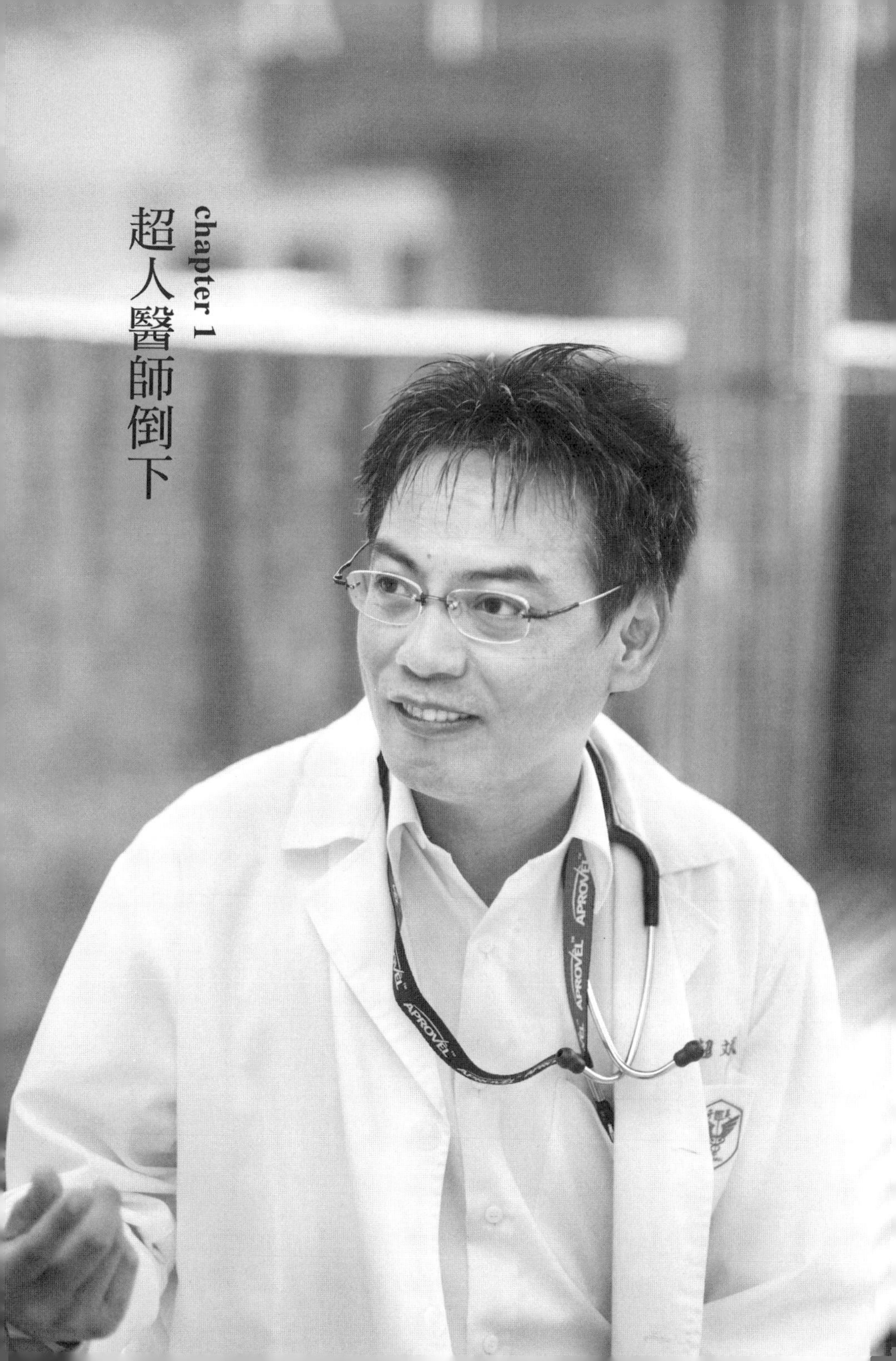

三十九歲，病倒

順利從死神手裡逃脫的我，並沒有覺得自己很幸運。

二〇〇二年六月，我從奇美醫院急診室的主治醫師轉為台東達仁鄉衛生所的醫師。一般人很難想像，這裡地處偏遠又交通不便，是全台灣醫療資源極度缺乏的地區之一，而且只有我一位醫師，但一股不放棄的堅持始終在我血液流竄。

終於在二〇〇六年三月，我全心全力推動的二十四小時急救站總算實現，加上夜間門診，終於可以讓晚上生病或發生意外事故的人，不會因為來不及急救而枉送性命。

但達仁衛生所的巡迴醫療、夜間門診、大武急救站的夜間及假日二十四小時急診醫療，以及署立台東醫院的急診支援，我的工作時數竟然逐漸超過每個月四百小時，而我每天開車巡迴醫療，從衛生所到最遠的部落，來回要六十公里，算一算每週將近兩百八十公里，如果再加上每天一百二十公里的通勤，我一個禮拜的車程剛好環台一周。

但我絲毫不以為意，看著自己當初規劃的願景正逐一完成，年輕健壯如我，只覺得自己就好比飛行在東海岸上空的超人，時時刻刻照料依賴我的病患。

一個月工作四百小時

那段時間，在與朋友聚會聊天的場合裡，一些和我不太熟的朋友聽到我的工作情形，都會瞪大眼睛，連連吃驚：「超人，超人，你真的是名副其實的超人。」與我較親近的朋友則會對我說：「為什麼你一定要把自己弄得那麼累，你真以為你自己是超人嗎？你這樣身體負荷得起嗎？你家人不會擔心嗎？」語氣充滿疼惜與不捨。

我苦笑著說：「沒辦法啊，家鄉的醫療資源如此貧乏，如果我不挺身而出，又期待有誰來投入呢？」

一個月工作四百小時的生活，日復一日，我陶醉在願景實現的欣喜與成就感中。眼看鄉親對我的信任和依賴逐漸加深，我完全不察當時的工作負荷早已超越自己體能所能承受的極限，人生正一步步踏入無形的流沙中……

二〇〇六年九月中旬，出事那一週的前五天其實我已連上了八十小時的班，然而當時我的身體毫無不適的徵兆，依然活力充沛、東奔西走。

為了應付週日二十四小時的急診值班，週六晚間我先回部落老家夜宿，九月十八日早上八點，我趕赴大武急救站值假日急診班。

每回我當班，病患總是特別多，病情嚴重的患者也相對增加不少，那一天的情況也是一樣，從早到晚，病人陸陸續續前來就診，未曾間斷。

一直忙到凌晨一點鐘，處理完最後一位病人，心想總算可以暫時休息了。我走回值班室，卻不意自己年輕健康的身體此時已是強弩之末，我終於體力不支而倒了下來，那一年，我才三十九歲……

我腦出血了，快把我送醫院

病發當時，我正躺在值班室的沙發上，電視開著，但我根本沒注意畫面的內容，一心只想著隔日的行程。毫無預警地，一陣突如其來的極端麻木感侵襲我身體的左半側。一開始，我還以為只是側身躺臥造成血液循環不良所致，於是我起身用力甩手，想解除麻痺的不適，然而那股麻木的感覺久久未退，直到我想伸手去取置放在桌上的水杯，結果因失去定位能力，一直繞著桌緣打轉，最後倒在桌邊的地板上。

我奮力爬身坐起，一種奇特的暈眩感隨之而來。我心中有很不好的預感：我真的要倒下了嗎？但我還這麼年輕，我的身體不是一向都很健康嗎？

我掙扎地叫醒值班護士，請她幫我量血壓，收縮壓竟然高達兩百毫米汞柱。我立刻下了診斷：「我應該是腦出血了，快，快把我送醫院。」

我盡量讓自己看起來鎮定，聲音也盡量平穩，就像平常在診斷病患一樣，但其實我的內心恐慌無助到極點。我在心裡吶喊：上帝呀，真的是現在嗎？不能再晚一些時間嗎？不能再等等嗎？因為我還有很多事情想做，我還有很多理想沒達成。

當醫師變成病人

救護車的鳴笛聲在黑夜裡，劃破了寂靜的台九線公路，躺在救護車上的我焦慮又慌亂，一心想著，怎麼辦，身為眾人仰賴的醫生，我竟然病倒了。那我住院期間，那些信任我的病人要去哪裡？要找誰看病？

我試圖動動左手手指，想看看自己嚴重的程度，腦海中卻猛然想起過去我在奇美醫院急診，不知診斷過多少腦中風的患者，我甚至可以依照病患的臨床症狀，精確地推斷病人腦部病變的位置，而非單純做腦中風的簡單臆斷。

那時，當我向病人和家屬解釋病情，以及未來治療的方式與復健的目標時，是那麼從容泰然、侃侃而談，昔日的言語，此刻一字一句清晰地在我眼前浮現：「發生病變的腦血管所供養的腦細胞在病發當時已注定死亡，無可挽救，接下來的治療只是在預防隨之而來的腦水腫會導致病情的擴大及降低復發的可能性，將來復健的目的是要訓練其他部位的腦細胞以取代原來腦細胞的功能，患者要回復到原來的狀態已不可能，復健的目標是希望病人至少能恢復生活自理的能力。」

我從來沒想過，有一天我會這樣倒下，更從未想像，有一天我下診斷的對象竟然會是我自己。

在那一刻，我完完全全體會到病人在醫師宣布病情的當下極度不安與惶恐的心情，即便是醫師，在面臨自己生病時，心裡的脆弱與害怕其實和一般人並沒有什麼不同。

尤其最後那兩句話：「患者要回復到原來的狀態已不可能，復健的目標是希望病人能恢復生活自理的能力。」更是讓我驚慌失措。

鬼門關前走一趟

車子一抵達台東馬偕醫院，才一推進急診室，醫師都還沒做任何檢查，我馬上對值班醫師說：「我腦出血了，請快替我安排腦部電腦斷層掃描。」

值班醫師一聽，驚訝地結巴對我說：「你別開玩笑了，怎麼可能？我都還沒幫你診斷。」

我卻非常堅決地對他點點頭：「沒有錯，你快安排就是了。」

片子一洗出來，完全沒有意外，在右大腦的基底核位置出現了白色的血塊影像。我望著片子，轉頭向一位陪同我到醫院的衛生所同仁說：「怎麼辦？看來我需要住院好一段時間了，但我不在衛生所，你們怎麼辦？病人又該怎麼辦？」

為了防止血塊繼續擴大，當天晚上，我住進加護病房接受觀察。

那一晚，我頭痛欲裂，彷彿腦袋裡有顆爆裂物，欲將頭殼炸開，而且又尿意頻頻，我不斷向護士索取尿壺，但最讓我痛苦難受，以及無法擺脫的卻是心情的焦躁和疑慮：我是家中和衛生所的最大支柱，又是許多病患的依靠，平時別人有困難，都會找我幫忙，如今我倒下了，能找誰來協助？然而身為病人，總是需要有人在旁處理一些事情，只好聯絡人在台南的妻子連夜前來照料，隔天我又因為腦部再次大量出血，陷入昏迷狀態。

等到我再次幽幽醒來，醫生已為我動完開顱手術，並且順利清除腦部裡的血塊。在一片混沌迷濛中，我知道自己已經從鬼門關前走了回來。

順利從死神手裡逃脫的我，並沒有覺得自己很幸運，相反的，我的心裡是滿滿的悲傷絕望、自責與愧疚。

醫師入院記

我永遠不會忘記那段日子，每天早上起床睜開雙眼的第一件事。

二〇〇六年九月十九日，當我腦部大量出血，需要緊急開顱減壓時，因我與奇美醫院腦神經外科的醫師多半熟識，而我的老主管林主任也是神經外科出身，妻原本想將我轉回奇美醫院開刀，但在與林主任溝通時，因台東到台南的路程不近，他們擔心我顱內的壓力過高，會在轉院途中發生無法馬上處理的危險狀況，於是決定在台東馬偕醫院就地動手術，等到開刀完畢，在加護病房觀察一段時間，由於情況穩定，一週後我被移至普通病房。

在這段時間，我的意識一直昏昏沈沈，清醒的時刻少，沈睡的時候多。每一回醒來，望著病房的窗外，有種恍如隔世的感覺，甚至連日夜晨昏也弄不清楚。

傾斜的世界

為了日後的治療復健更順利，也為了照顧我的生活起居，妻再度與林主任聯絡轉院的事。感謝林主任念在昔日之情，他二話不說，立刻派加護型救護車偕同醫護人員前來台東接我回台南。

當救護車快抵達台南時，我的心情卻一點一滴地複雜了起來，我甚至希望救護車能開慢一點。因為當年我離開奇美醫院時是頂著主治醫師的光環，如今重回醫院，我卻是以病人的身分回來。

二〇〇六年九月下旬，我住進奇美醫院的神經外科病房，展開長達兩個多月的住院日子。當時的我根本無法站立，幾次想上廁所，剛好負責看護的小弟外出，我勉強起身，想要自己來，重心卻始終抓不穩，接連摔倒了三次，嚇得病房護士都跑來警告我別再試圖站起來。

那段時間，陸續有奇美醫院的老同事前來探望。我躺在病床上望著他們，內心感慨萬千：過去我在醫院的急診室擔任主治醫師時，我是他們仰望的主帥，隨時聽候我下達的指令，而現在的自己卻是一個需要被照顧、需要被給予溫暖的無助病患。

老同事們都明白我的個性，他們貼心地為我著想，總是盡量避免觸及敏感的話題，感受到他們心意的我，也總是刻意表現樂觀以待的態度，更有一些久未謀面的學長、同學、學弟妹，大老遠從各地跑到奇美醫院來探病，他們的安慰，讓我想起學生時代的輝煌生活，但我也從他們的眼神讀出許多疑惑：印象中你身體健壯無比，怎麼會這樣病倒，而且還這麼嚴重？

住院期間，我每天的行程一成不變。早上醫院為我安排職能治療及中醫針灸，下午則是高壓氧及物理治療。我將腦袋全部放空，強迫自己不要多想其他的事情，就像個機器人一般，按部就班地接受治療。

復健治療室的海報

當時最大的安慰是掛在病房床頭的幾張來自小姪子、小姪女和大武急救站工作同仁的祝福卡片，以及所裡同事與他們夫人製作的小禮物，而復健治療師對我很親切，常和我談天說笑，加上一群與我交情深厚的老同事在院內碰面時，也會對我噓寒問暖，加油打氣，這些稍微沖淡我內心的愁苦。

復健科周主任也在我回診時熱誠地對我說：「徐醫師，你有什麼需要，別客氣，儘管說，我會盡力幫忙。你還算幸運，以前我們科裡有一位年輕的住院醫師也發生和你一樣的情況，他就沒有熬過來。」

白天，我順著醫院的流程接受治療，晚間，躺在病床上，腦海裡總不自覺地想起許多往事。當年我還在奇美醫院服務時，常聽到某某醫師生了什麼病，而且很湊巧地，擔任那一科的醫師就會得哪一科的疾病，譬如某個感染科醫師得了肝膿瘍、某腸胃科醫師因消化性潰瘍出血住院等等。我還曾開玩笑地對同事說：「那我們男醫師最好走婦產科，女醫師走泌尿科才比較安全。」

不過從那時起，我就常常想，當那些醫師轉變成病患的身分時，他們心中的感受是什麼。只是，我從沒想到有一天這個處境也會降臨在自己身上，更令我難受的是，我生的病並不是住院治療就會痊癒，出院之後，還會有一大段漫長，幾乎看不見盡頭的復健之路在等著我。

記得醫院復健治療室的門口貼著一張海報，上頭寫著斗大一行字：找回失去的運動功能。每回出入復健室，總是忍不住停下來多看一眼。我的心裡想著，我也會有那麼一天嗎？我還有機會找回昔日靈活的身手，重回工作崗位嗎？

每天最迫不及待的事

剛入院的那段日子，我根本無法站立，只能坐在輪椅上，被人推著走。我從解決病人病痛，甚至與死神搏鬥，將病患奮力解救回來的醫生，瞬間轉變成一個不再能正常行走，只能依靠輪椅，完全需要依賴別人協助的傷殘病人。

那個時候，我的心靈是極端脆弱茫然的，從一個醫生轉變成病人的失落感，原來是那般無邊無盡。

我永遠不會忘記那段日子，每天早上起床睜開雙眼的第一件事，就是迫不及待，立刻動動自己的左手、左腳，那時我多麼希望昨日之前其實只是一場恐怖又駭人的惡夢，只要我醒來，這惡夢就會遠離我而去，但當我發覺這一切都是如此真實，我的左手、左腳依然沈甸甸的不聽使喚時，我就像墜入最黑暗的海底，不斷地下沈再下沈，直到臨睡前閉上眼那一刻，要再次說服自己接受已然失去單側運動功能的事實。

從那時候起，我開始告訴自己，昔日那個驚才絕豔、豪情奔放以及充滿自信活力的我已經永遠離去了，過去那個運動健將、吉他高手也不再了，昔日那個人人口中的超人醫生更是消失了。我不可能再找回他了，也別想再找回他了。但是我雖然失去左手左腳，我不是還有右手右腳嗎？我應該要感到安慰與感恩，上帝畢竟沒有帶走我的全部，不是嗎？

當時妻對我生活的照料無微不至，也時常鼓勵我要堅持下去，不要放棄任何的機會。這份恩情，我記在心裡，永遠不會忘記，而身邊又有小弟的陪伴，讓我在生命最低潮時依然能感受到親情的溫暖。

但那仍然是一段看不見光亮的路程，雖然窗外陽光大好。

有時我會無法抑制地感到悲傷，有時我又相信自己一定會恢復到相當的程度，只要自己不絕望、不放棄。

這樣擺盪在兩極般的心情轉折中，偶爾，我會看著病房窗外，想像矗立在南迴公路邊的那棟古老的建築——達仁衛生所，我不在時，衛生所內是什麼樣的景致，護士們是不是依然忙碌？診間是不是坐滿了等待我看診的病患？

幽谷之旅

我深怕會因此遭人側目，我深怕他們心裡會這樣想。

二〇〇六年十月下旬，我的意識逐漸清晰，衛生所裡幾位同事忍不住想來醫院探望。一位所裡的同仁感性地對我說：「主任，你知道嗎？其實這陣子有許多鄉親都想來看看你，他們真的很擔心你……」才聽到這裡，我的眼睛就一陣酸。

隨著我病情的日漸穩定，十一月底，我終於可以辦理出院手續，改以門診復健做追蹤治療，每週一、三、五早上回奇美醫院，週二、四、六早上則在台南新樓醫院做復健。不過起初，我還是只能坐在輪椅上，由小弟陪同前往醫院，而等到我有能力自己拄著枴杖慢慢地行走，也已經是二〇〇六年十二月底的事了。

為誰活下去？

每天早上，我機械化地跟著復健的流程，傍晚時分，就獨自一人在庭院步道來來回回地緩慢練習走路。

我像個剛學會走路的小孩，一邊練習走路，一邊告訴自己，我應該先放下原本遠大的志向，現在的我，只為了那些愛我以及需要我的人而努力。

那段時期，我非常不想讓其他病患知道和他們一起做復健治療的我，同時擁有醫生的身分。

唯恐因此遭人側目，我深怕他們心裡會這樣想：原來堂堂一個醫生，也會生病喔。但奇美醫院的復健治療師卻依然習慣稱呼我為徐醫師，每一次聽到他們這樣叫我，我都忍不住低著頭，偷偷注意其他病人的反應。

有一天，醫院有一位復健治療師好奇地問我：「徐醫師，你在衛生所的工作有這麼繁忙嗎？你怎麼會讓自己病成這樣呢？」那時也常有一些親朋好友傳簡訊問候我，表示他們雖然很想來看我，但卻不知如何調整自己的心情，或用什麼眼光面對我，甚至連電話慰問也遲疑良久，就怕一聽到我的聲音，他們會難掩悲傷。

最沈重的話筒

新樓醫院急診科的主任，也是我的好朋友，有天早上他特地前來復健治療室看我，當他向其他病人訴說我在奇美急診室的風光歲月時，我只能在一旁尷尬微笑。

我了解他的好意，他想藉著另一種方式來激勵我，希望我可以昂首迎戰這突如其來的人生巨變，不要被打倒，但目前只能坐在輪椅上，失去左手左腳功能的我，怎麼能和在奇美醫院急診室，為病人衝鋒陷陣的模樣相比？看看現在我時時需要別人幫忙的模樣，應該也很難讓人想像，或者相信我曾經是一位急診室醫生吧？

每隔一段時間，母親都會來電詢問我的近況，當她講完後，會將話筒拿給父親，父親總是用一貫字正腔圓又略帶顫抖的聲音問：「兒子啊，你好點了嗎？你別想太多，好好休養，要照顧自己的身體喔。」

每次聽到父親這麼說，我總是喉頭一緊，為了不忍他擔憂，我總以開朗的聲音對父親說：「你放心，我就快好了，很快就能回去上班了。」但每次講完話，就覺得手上的話筒特別沈重。

負傷的野獸

十二月底，有天早上，我終於擺脫冷冰冰的輪椅了。在小弟的扶持下，我緩緩步下庭園的台階，準備前往醫院做復健，但一個不小心，重心沒抓穩，我翻身滾落。事情發生得太突然，小弟來不及伸手扶我，我已經摔下階梯旁的草地上。大門口的警衛一看到，嚇了一跳，也立刻衝上前幫小弟扶我起來。這樣猛力一摔，我竟然一絲一毫都不感到疼痛，只是看著被他們扶起的自己，外套沾滿泥塵。

我低著頭，說不出任何話。心裡一陣難過，為什麼自己會變得如此狼狽？過去，我曾經是個奔馳球場的運動健將，現在卻連走路都有困難，即使我努力做復健，拿出我之前當醫生時與死神搏鬥的精神，我又能恢復到什麼程度？如果無法完全恢復，我該怎麼調適？我還能擁有原來的自信嗎？

那段日子，無論是朋友的喜宴、跨年或春節聚會，我都委婉拒絕，一心只想著什麼時候才能找回昔日的自己。面對人生最黑暗的時期，我像一隻負傷的野獸，只能躲在黑暗裡，舔舐傷口淌下的鮮血。

有天早上，我做完復健後回到家。小弟告訴我他在醫院等我做復健時，一位同樣在醫院工作的老朋友遠遠望見我坐在門口的台階上，他不敢向我打招呼，卻走近小弟身旁偷偷對他說：「你放心，我所認識的徐超斌意志力超強，他不會那麼容易被打倒，他一定會回復到原來的狀態。」為什麼他會對我這麼有信心？為什麼他覺得我一定做得到？即使自己是醫生，我都沒有把握。

有一夜，我和幾位好友前往之前常去的pub相聚，老闆娘是與我相識多年的老朋友，知道我的病況，毫不猶豫地要將她家中的跑步機送給我練習走路，隔天就由她弟弟帶著那台龐大笨重的機器交給我。他對我的印象還停留在當年那個笑聲豪邁又活躍靈動的自己。看著我顛簸的步伐，離去前，他深有所感地對我說：「人生真是變化無常。」

是啊，無常的人生，我的世界在瞬間完全傾斜，甚至崩解。而在那之前，完全沒有任何預警。

如果可以重新選擇

再回衛生所看診，我的心情就像走在鋼索上。

休養大半年之後，雖然我身體復元的進度還不到原來預估的五成，但我一心掛念家鄉的病患，於是在復健治療的黃金期過後，二〇〇七年四月，我再度回到達仁鄉衛生所，重回睽違近七個月的工作崗位。

老實說，再回衛生所看診，我自己的心情就像走在鋼索上一樣，如臨深淵、如履薄冰。

除了每天都要克服日常生活上的障礙，例如穿衣、洗澡、走路等等，這些以前覺得再自然不過的動作，因為現在身體的左半側失去功能，所以必須比以往花費更多的時間與力氣才能完成。

身體上的不便我都還能接受，最讓我心情忐忑的是，我該如何面對久未相見的同事及病患？他們又會以什麼樣的目光，看待昔日生龍活虎、被他們深深信賴，如今卻嚴重病倒的自己？

每走一步，擔心就多一層

我踩著蹣跚的步伐，緩緩走在前往衛生所的路上。每走一步，擔心就多一層。我深怕他們心裡會這樣想，一個肢體殘障的醫生，還能看病嗎？還能正確診斷出病情嗎？只剩下右手能靈活使用的醫師，萬一診療需要用到左手時怎麼辦？

我想起之前回署立台東醫院做復健治療結束後，一群醫師在醫院門口圍著我閒話家常，他們望著身手不再矯健靈活的我，幾個與我交情較好的醫師紛紛搖頭感嘆：「太可惜了，果真是天妒英才啊。」好幾位資深的護理人員也表示看到現在的我，讓他們心疼不已。

回台東復健治療期間，身邊和我一同復健的中風病患絕大多數都是老人家，許多患者看著我年輕的模樣，都好奇問著：「看你年紀輕輕，難道也是腦中風的病人嗎？怎麼會呢？」我平靜的微笑，內心卻是無比的酸楚。

生命谷底的煎熬與陽光

有一天，當我在台東基督教醫院做復健運動時，剛好見到該院有一位外科醫師因左腦梗塞導致右側肢體乏力也前來復健室，但比我還不幸的，他是靠開刀吃飯的外科醫師，傷殘的部位又是他慣用的肢體。

以前在奇美醫院的急診室看診時，經常會接到許多想不開而自殺的個案。每次遇到這樣的病例，我總是納悶，生命如此美好，怎麼會有人那麼傻？然而在我剛中風病倒的那段時間，現實生活的挫折與心理的煎熬，讓我灰心喪志。

二〇〇七年五月十三日，正是我來到世間滿四十年的日子，若在往常，當天我一定會召集眾人一起歡度生日，但正值自己生命最陰冷灰暗的時刻，那一年我特地將那天留給自己。

深夜裡，我燃起燭火，獨自面對脆弱的靈魂，在所有錯綜複雜的情緒中，既無怨恨，也沒有懊悔，我該怨恨誰？又能懊悔什麼？畢竟這是當初我自己所做的選擇啊。是對？是錯？又該由誰來評斷？於是，我無聲悲泣，涕泗縱橫……但在幾近絕望的時刻，我總會想起家鄉的燈火、那群默默支持我的工作夥伴，以及眾多病患期待的眼神。

雖然在經歷這場人生大風暴後，我已失去身體左側的運動功能，但我從不後悔，如果可以重新選擇，我還是會這麼做，因為那就是我啊。

我像個傻瓜般，一點一滴獻上我的熱情，但憑著這股傻勁，我不也一步步實現了之前被別人視為不可能的願景？那麼，我目前該想的並不是失去左手左腳的我，日子有多難過，而應該是只剩右手右腳的自己，活著是否還能感動別人，繼續為病患服務。

在生命的谷底，我抬頭仰望陽光，期許著自己。

chapter 2 從醫之路

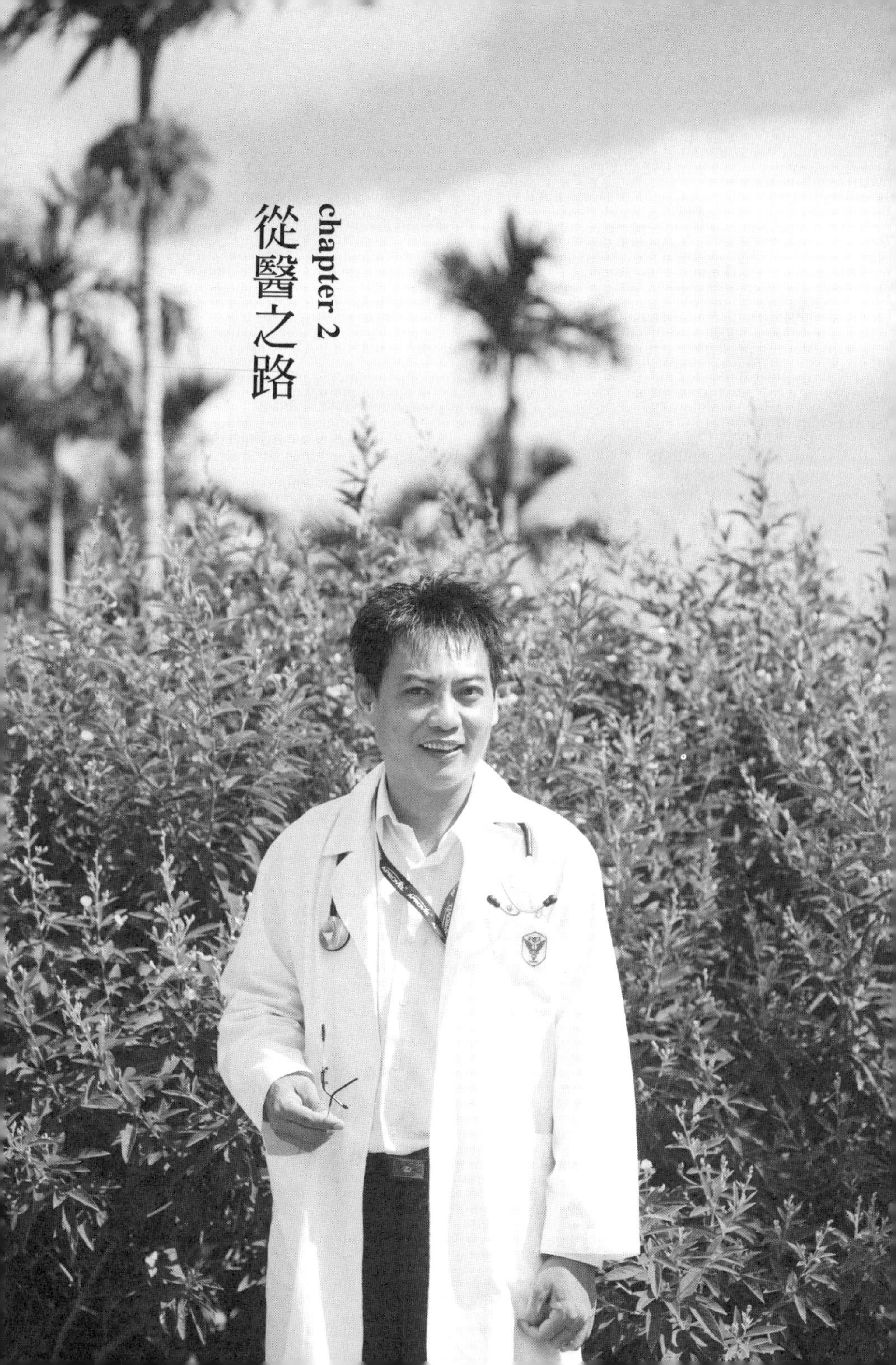

我發誓，將來一定要當醫生

蒼白的歌聲在黑夜裡戛然而止，我別過頭去，在黑暗中靜靜的流淚。

我常想，我之所以走上行醫這條路，是因緣巧合？還是上帝早有的安排？其實我初次接觸醫療，並不是從念醫學院才開始的，早在我還懵懂無知的童年，因外婆是村子裡著名的巫師（排灣族的巫師不僅要負責部落裡祭典儀式的進行，更肩負醫治病人的任務），我就常跟著外婆一同到病人家中替村人治病。

每次我看著外婆取出她的百寶箱，手中拿著一些不知名的植物，口中念念有詞。很多原本看來奄奄一息的病人，竟然都會神奇地好轉起來。當時我就非常好奇，外婆到底是怎麼做到的。也許是從小跟在外婆身邊耳濡目染的緣故，在我小小的心靈已悄悄種下未來從醫的種子。

一九七〇年，安娜出生，她是我們家第四個小孩，由於她甜美可愛又聰明伶俐，相當受到父親的寵愛。那時父親每天下課回到家，第一件事就是抱起安娜瘦小的身軀，然後猛親她的臉頰直呼：「妳真是我最可愛的寶貝女兒呀。」

有天下午，大姊帶我們三個弟妹到田裡摘木瓜吃，我們發現安娜一隻眼睛發紅，回家後身上也起了些疹子，原以為她是被木瓜汁沾到過敏並未在意，但接下來幾天她開始發燒，稚嫩的臉上出現明顯的病容，雖然她還是唱唱笑笑，但不如以前活潑。我們姊弟三人在睡前玩各種把戲逗她笑，她不想讓我們失望，即使不好笑，也會勉強的咯咯笑著。

連續高燒多日後，安娜被轉送醫院。一連好幾天沒見到她，正覺得思念她時，有一天放學回家，發現她已躺在老家的榻榻米上。

那時我才七歲，對於「死亡」毫無概念。我只是納悶，為什麼安娜一直睡覺。

又為什麼一堆大人圍在她身邊，而且哭得好傷心？

後來阿姨才說：「安娜因感染痲疹併發肺炎離開了。」

當時我還天真地問爸爸：「那安娜她什麼時候會回來？」

父親哽咽地回答：「她永遠不會回來了。」

有天晚上，我們到處找不著爸爸，姊弟三人就蹲在屋簷下。我們靜靜的坐著，在看不見月亮的晚上，呼呼的風在我們耳邊咆哮。

大姊突然提議唱首歌，我明白姊姊的心思，所以馬上高聲開唱，大妹也很小聲的跟著唱和，但她卻越唱越小聲，最後剩下低低的啜泣聲。

大妹還不到五歲，我想她怎麼也不明白，我們才剛失去一個妹妹，怎麼還能唱歌？蒼白的歌聲在黑夜裡戛然而止，我別過頭去，在黑暗中靜靜的落淚。

沒多久，爸爸喝得爛醉回來了，他連走都走不穩。我心裡想，爸爸回來了就好了，即使他喝醉了，也沒關係。但臨睡前，爸爸突然想起他剛逝去的小女兒，他自言自語：「我們怎麼忍心把她一個人丟在荒野？」說完話，他馬上走出門，我也迅速跟去，大姊背著妹妹跟在後頭。

出了村子，我們跟著月光，走入荒山。夜裡的樹林像一個個巨大的魅影，夜風吹動著枝葉颯颯作響，搖曳的枝椏，彷彿極力伸長了手臂向我們招魂。

我們三個小孩埋著頭默不作聲，跟著爸爸走進密林裡。

安娜寂寞的孤墳就在開墾地的邊緣，和森林接壤。爸爸見了墓碑就長跪：「對不起呀，女兒，是爸爸躭擱了妳，醫院實在太遠了……」爸爸一遍遍地跪著泣訴，我們也忍不住地一遍遍跟著流淚。

就在那些無數個數不清的哀痛夜晚中的某一夜，我們又找不著爸爸了。我們姊弟三人只好彼此緊靠著，一起蹲在屋簷下等。

在等待的過程中，當年那個才七歲大的小男孩看著無止盡的黑暗，輕輕地對著黑夜發誓：「將來我一定要當醫生，就不會有人在送醫途中枉死了。」

太陽之子

黃帝是誰，我不清楚，長江、黃河的水，我也從來沒飲過。

或許是遺傳父親的聰明，從小在部落裡，我被許多人視為「天才兒童」而備受關注。在部落念小學時，雖然我調皮搗蛋又不太愛讀書，但一直是班上的第一名。事實上，不只是我，大姊、大妹與我同時在校的期間，我們三人就包辦了每學期學期成績的頭號名額——那正是土坂國小赫赫有名的「徐家幫」世代。

最令我難以忘懷的是五年級上學期時，我們原本的導師因回師專進修，學校於是找來村子裡的蔡姊姊擔任代課老師，由於她覺得我很聰明，於是我成為她的「小小助教」。

有一陣子，她因身體不適向學校請了一星期假，學校臨時找不到其他代課老師，蔡老師靈機一動，交代我上課的內容和進度後，就由我當起小老師。雖然沒有任何酬勞，但每天拿著藤條在教室裡，仍讓我過足了癮，特別是可以公開合法地處罰那些平時喜歡逞兇鬥狠、欺負弱小的男同學。我想，當時的我，應該是台灣國民教育史上最年輕的「代課老師」吧。

小學時雖然不太愛念書，但功課始終名列前茅，因此朗誦、畫畫、寫作、演講等校際比賽等幾乎都由我代校出征，也總獲得許多佳績。

小學四年級，學校來了一位四川籍的外省教師——田老師擔任我們的導師，他不但體格壯碩，教學也相當嚴厲，上課時常帶著三種竹鞭，學生的功課或品德不如他意，輕則小板鞭打，重則大板伺候。

在他手下，作業能得乙下就算很不錯了，要得甲則如鳳毛麟角，因此全班同學每個人被他鞭打的次數難以計數。我是班上第一名，被打過的次數算是最少的一個。

有一天早自習結束，正準備參加升旗典禮前，田老師走到我身邊，他對我說：「等一下你準備領取一份大獎。」我聽了頭皮發麻，冷汗直流。我心想，難道我做了什麼錯事嗎？

懷著分外驚恐的心情參加升旗典禮，沒想到校長在台上宣布：「本校徐超斌同學參加校外寫生比賽，榮獲全省佳作獎。」我又驚又喜地上台領獎。

當天下課後，田老師對我大加讚賞，看他露出難得的慈顏及笑容，我鼓起勇氣，向他詢問一直隱藏在我心中的疑惑：「老師，您在上課中不斷告訴我們，我們是炎黃子孫，發源自黃河流域，但我的外婆對我說，我們的祖先來自大武山，是太陽產下的蛋，在陶甕中由百步蛇孵育，黃帝是誰，我不清楚，長江、黃河的水，我也從來沒飲過，所以，我不認同老師的說法，我們根本不是『龍的傳人』，我們應該是『太陽之子』」。

田老師似乎被我問倒，他僵在當場，久久說不出半句話。

當時的那一幕，我記憶猶新，也從那一刻起，我一直堅信，我正是不折不扣的「太陽之子」。

邊緣的邊緣

我每天中午異常的舉動，班上有幾個同學注意到了。

在部落的小學讀書，雖然功課很好，但也非常頑皮，常常很難靜下心讀書，父親眼見偏遠地區的學校讀書風氣不盛，唯恐競爭力不足，於是在我國小五年級那年，將我轉學到台東市區的小學。

當時我借住在學校附近的表姑丈家中，也許是突然轉換不同的環境，所以剛離家時，我出現嚴重的適應不良，不僅功課跟不上，身邊的小朋友也因為我獨特的輪廓以及深色的皮膚，不斷叫我「番仔小孩」。

那時我還不知道那是什麼意思，卻聽得出語氣中的鄙夷之意，但我一向不服輸，適應能力又很強，在一段時間之後，我漸漸習慣周遭人的異樣眼光，而隨著功課逐漸趕上，身旁的人也開始對我另眼相看。畢業那一年，我甚至拿到全年級的智育獎。

國小畢業，我升上縣境內的明星學校——新生國中就讀，從那時開始，我獨自一人在外租屋生活。自己打理三餐，自己洗衣，督促自己念書，甚至在外遭遇挫折，也沒有親人可以訴苦。

那段時間，母親每個月寄三千元的生活費給我，但我因迷上打電玩，經常在月中就把生活費花光，剩下的日子，每天就僅吃晚餐。

我因阮囊羞澀，每到午餐時間，為了遠離飯菜香味的刺激，總是獨自走到操場繞圈子，腦海中盡量想其他的事，以轉移腹中的飢餓感，直到午休鈴響才走回教室。

有一次，我回教室早了，看到一位同學吃便當時，僅掀開便當盒的一點縫隙。

好奇之下，我問他原因。

他靦腆地說：「我家很窮，便當的菜色不好，我怕同學會取笑，所以不敢讓其他人看到。」我拍了拍他的肩膀說：「怕什麼？貧窮並不是件丟臉的事。」

我每天中午異常的舉動，班上有幾個同學注意到了，有一天他們忍不住問我：「為什麼午餐時都看不到你和我們一起用餐？」

我怯怯懦懦地回答：「不是我不跟你們一起吃飯，是因為我根本沒有飯吃。」

幾位同學商議，每天中午由一位同學拿起便當蓋，向每位同學要一點飯菜，湊合著給我當午餐吃，至於晚餐，則是由多位同學放學後輪流帶我回家吃飯。當年他們給我的幫助及溫暖，直到現在我都還記在心裡。

讀完國二，父親又覺得東部學校的競爭力遠不如西部，於是又將我轉學到高雄市區的國中。那時身邊的同學、朋友，個個都是滿口閩南語，我的形勢更加孤立了，「番仔小孩」的嘲弄聲更是不絕於耳，但我絲毫不為所動，心中只想著，雖然我皮膚比你們黑，但長得卻比你們帥，功課方面也未必會輸給你們。

當時學校每次考試只頒發全年級前十名的學生領獎。第一個學期，我望著升旗台上領獎的學生，想起過去的自己也經常是台上領獎的常客，於是我發誓，我一定要重返昔日的榮耀。不久之後，我就成了台上領獎的常客。畢業那年，我更獲得了教育局長獎。

我把僅存的五百元放在他手上

那段時間，我遇到兩位對我影響至深的老師，一位是教英文的班導師，每回考完試，他總會叫我到辦公室，討論試題的答案，而在每次的對談中，他都會鼓勵我：「以你的資質，將來一定要考醫學院。」

另一位是教數學的吳老師，她總是和我在課堂上爭辯解題的方式，也常拿當年已頗有社會地位的原住民前輩期許我：「你父母大老遠把你送來這裡讀書，一定對你有很深切的期待。你看那些前輩，他們做得到，只要你努力，也絕對做得到。」

雖然那時候我還沒決定走上行醫這條路，但無疑地，後來我能考取醫學院，他們的確為我打下了深厚的基礎。

一九八三年，我進入鳳山中學就讀。當年我是全校唯一的原住民學生，我受到的外在異樣眼光更加明顯，所幸我的功課一直是班上前幾名，我不但對自己更有自信，心態也更成熟，只是我不但多愁善感，也很容易衝動。記得有好幾次，為了原住民雛妓的問題，我還與幾個班上同學起了激烈爭執，甚至幾乎打起來。

那時，我每年只回鄉兩次，一次是過年，另一次是七月份的收穫節。平時在外生活，因我特殊的身分，總被周圍的人歸類於非我族類的奇特人物，沒想到回到故鄉，多數老朋友也因久未相處而產生隔閡，許多老同學國中畢業後更是早早就業，我反而成了他們眼裡的局外人，當時我真覺得自己是被夾在兩個完全不同世界裡的「邊緣人」。

有一年冬天的半夜，我一如往常騎著單車在市區閒晃，後來到文化中心旁的一間木瓜牛奶店，點了一杯木瓜牛奶，找了一個靠窗的座位坐下。沒多久，我看見一個衣衫單薄的老先生，正拄著枴杖，步履蹣跚地走在寒風颼颼的街道上，我看得心酸，走過去問：「老伯伯，你行動不便，這麼晚了，一個人要上哪兒？」

老伯伯用濃濃的外省腔調回答：「我從基隆搭車來高雄找朋友，結果朋友沒找著，身上的錢也用光了。」

看著老先生佈滿風霜的面孔，有種蒼涼的孤寂感在我心裡冉冉升起。

我摸摸口袋，把僅有的五百元放在他手上，並且對他說：「老先生，我身邊只有這些錢，可能不夠你回基隆，但我幫你報警，請警察先生來幫你。好嗎？」

我陪老先生在冷風中等了半小時，警察伯伯總算來了。我將情況簡略說明之後，才回座位繼續把剩餘的飲料喝完。

望著老先生坐上警車離去，我放下心中大石，卻忘了我把僅存的五百元給了他，我往後的三餐怎麼辦。

學生教父

這回我雙臀緊貼馬路，說什麼也不肯再上去。

在台北醫學院讀書時，我的功課不突出，但也不會落後太多，不過社團活動就不同了，由於個性活潑好動，我參加的都是動態性的大型社團，如康輔社、羅浮群以至校外的救國團，此外，發達的運動神經也讓我常常在運動場上成為焦點，不論是在籃球場上飛躍，還是在足球場中奔馳，總能吸引眾人目光。

音樂方面也是如此，豪邁高亢的歌聲，加上隨興的吉他彈奏技巧和填詞譜曲的能力，也總是吸引許多人。

那一年，在大我兩屆的直屬學長引薦下，我進入改變我一生的社團——北區山地大專學生聯誼會（簡稱北山聯，後來正名為北區原住民大專學生聯誼會）。那是一個跨校際的學生社團，屬於救國團，會員約七百餘人，都是就讀新竹以北各大專院校的原住民菁英。一入會，我就進入核心當幹部。當時的領導群都是台大、政大的學長姊，沒多久，我獨特的幽默性格與瀟灑磊落的自信，讓我成了社團中的頂尖人物。

在那裡，我結識了許多志同道合的好朋友，我們時常聚在一起歡唱說笑，高談台灣原住民當前的困境與未來的展望，以及自己胸中偉大的理想抱負。

那段時期的歷練，現在回想起來，應該是埋下我最終選擇回鄉服務的種子。

當時，在北山聯內部，大學生和五專生的隔閡相當明顯。大學生覺得五專生太注重歌舞聯誼，五專生則認為大學部聚會時，老是討論原住民被主流社會壓迫的沈重議題，我卻認為兩者可以並存，不必對立，於是，我將嚴肅的話題夾雜在玩樂談笑的場合裡，成功整合了兩者。

台北醫學院徐超斌請到指揮車上來

一九九〇年三月，台灣的學生運動興起，當時我對街頭運動絲毫沒有概念和興趣。一天下午，幾位同學極力慫恿我參加，在好奇心驅使下，我前往中山北路的立法院門口，其實我只是想看看街頭運動到底是什麼情景。

現場有一大群學生坐在中山北路的北上車道上，周邊更有許多民眾圍觀，目睹這麼壯觀的場面，我有點嚇到。

搜尋到幾張熟面孔，我在他們身旁坐下，才坐定位，就聽到指揮車的廣播聲：「台北醫學院徐超斌同學請到指揮車上來。」我大吃一驚，不會吧，我才剛到，叫我上指揮車要做什麼。

我懷著忐忑不安的心情走上前，幾位學生頭頭告訴我：「待會兒警方可能會用消防車噴灑水柱驅離群眾，現在情勢非常緊張沈悶，有人極力推薦你上台帶動氣氛。」

拗不過他們的懇求，我只好順手拿把吉他就上去了。一上指揮車，看著前方黑壓壓的人群，旁觀群眾更是多得一望無際，我腦袋一片空白、冷汗直冒，回頭望見遠方數百位鎮暴警察，以及數十輛消防車整齊排列，心裡頭更是發毛。

我深吸一口氣，提起吉他開始彈唱，隨著台下數十人跟著應和，現場的氣氛馬上熱絡起來。唱完歌，隨口講幾句笑話，就立刻衝下台回坐。

接下來是一些民運歌手的表演，才一坐下，手裡接獲旁觀民眾遞來的紙條，上面竟寫著：原住民果然熱情活潑，你的表現很棒，真能帶動大家的情緒，只是時間太短，現在場子又沈悶下來，能不能請你再上台一次？於是，指揮車又傳來呼喚：「台北醫學院徐超斌同學請再到指揮車上來。」

這回我雙臀緊貼馬路，說什麼也不肯再上去。

然而這一次意外的經驗，卻使我在之後無數次的街頭運動中，成為被眾人簇擁，握著麥克風走在最前頭的衝鋒。

在台北醫學院時，功課分量最重、學分也最多的課程，莫過於大三的大體解剖學和大四的病理學，雖然那時候，我大部分的時間都被社團活動佔據了，可以專心念書的時間非常少，但我練就一身猜題的好本事，總能在緊要關頭驚險過關。

記得有次同寢室的同學對我抱怨：「上帝真不公平，這次期中考，我準備了一個星期，結果被當掉。你只看了一個晚上的書，卻通過了，太不公平了。」

殺手教授的特別叮嚀

病理學科的黃教授是全校公認的殺手教授，每學期必當三分之一的學生，留校參加寒暑期的補修課程，我們稱之為戰鬥營。大四上學期，我不幸也參加了戰鬥營。

某天早上我睡過頭，便躡手躡腳，想從後門偷溜進教室，沒想到黃教授剛好走到後門，當場被活逮。

黃教授蹙著眉頭問：「幹什麼？怎麼遲到了？」

慌亂中，我隨意編了個理由：「因為我肚子痛。」於是黃教授叫我待會兒到他辦公室。

我心想這下糟了，一旁的同學也幸災樂禍地笑道：「你完了，你要進去喝咖啡，這次穩當不可了。」

我帶著極度不安的心走進教授的辦公室，一關上門，黃教授竟然幫我倒了一杯水，還拿起兩顆藥丸，和顏悅色地對我說：「你說肚子痛，那把這兩顆胃藥吃下去，看看會不會好一些？」我受寵若驚，當場抓起藥就往嘴裡塞。

黃教授頓了一下，接著說：「我等一下對你說的話，不要告訴別人。要知道當一個老師，理論上對所有學生都要一視同仁，不能有任何的偏頗，但不知道為什麼，我就是特別喜歡你。你是我教過的原住民學生中，最聰明的一個，不過還不夠用功，將來你要當醫生回鄉服務，所以一定要更加努力。以後你有任何問題，可以直接來找我，知道嗎？」我頻頻點頭，心裡充滿說不出的感動與感激。

升上大四，那時我已是北山聯的不動天王與精神領袖。我與學校的幾位學長合力創辦醫學院第一個原住民學生社團——杏原社，而在我接任社長的隔年更帶領杏原社迅速成為轟動全校的社團，甚至因此被醫學院院長召見，也間接帶動各校的原住民學生紛紛聚集，成立社團。

大五、大六時，我因為開始到醫院見習，所以漸漸淡出社團活動，然而在社團的影響力卻仍然存在，尤其在北山聯裡，更被視為重量級的大哥大，我說過的經典笑話以及傳奇事蹟不斷在學弟妹們之間流傳開來。

醫學院最寶貴的幾堂課

護士一聽，立刻明白她要找的醫師是我。

一九九三年七月，在修完六年的基礎及臨床醫學課程後，我進入台北醫學大學附設醫院當實習醫師，正式展開醫師的第一步。當年醫院的實習醫師不但是所有醫師階級的最底層，也是醫療工作的第一線。

我們的實習方式是：每四個人一組，分別輪調各科學習，內外科各三個月，婦兒科三個月，剩餘三個月則由其他科別，如耳鼻喉科、眼科、皮膚科、放射科、麻醉科等任選三科。

當時我選擇的是耳鼻喉科、皮膚科以及痲醉科。其中，內外科平均每三天要輪值夜班，而內科病房患者最多，外科要進手術房跟刀，所以分量最為吃重。

我們那一組的第一站就是在內科病房，每天上班由七點鐘的晨會開始，前一晚值班的人不僅要替所有內科病房的住院病人打針抽血，還要準備新住院病患的資料做病例報告，因此，值班醫師的壓力非常大，運氣不好，當晚呼叫器可能響個不停，你必須不斷穿梭在值班室與病房之間，處理住院病人的狀況、填寫新住院病患的入院病歷。

在眼睛佈滿血絲的情況下，清晨四、五點就又要爬起床，幫住院病人注射靜脈留置針及例行藥物，通常是抗生素，再用剩餘的時間準備晨會的病例報告。

醫護就是一個團隊

我第一次學會打針就是在內科病房內。頭一回是由一位交情深厚的學長帶著我，他邊打針邊教我步驟和技巧。一開始我沒抓到訣竅，連續打了六位病人都宣告失敗。

那個時候，我因擔心病患會受不了疼痛，又怕被他們責罵，只要病患連打兩針都打不上，我立刻向資深的護士求援，並且在旁邊仔細觀察她們的技巧，幸好我笑話、點子超多，為人也極好相處，所以沒多久就與護理人員建立起良好的互動關係，也因為這層關係，許多醫師叫不動的護士，我卻輕易就可以求得幫忙，甚至有些護士會在我忙不過來時主動前來協助。

正因為如此，我當醫生十餘年來，不論再怎麼忙、遇到再難處理的病患，我從未對護理人員咆哮、責難，所以，每當我看到一些大牌醫生，脾氣來時，對護士怒罵、丟病歷或摔器械，心中總是不解，醫護本是一體。要拯救病人，並不是單靠醫生，護士、助手等人的協助，都對病人的生死起著關鍵的作用。醫生與護士應該屬於同一個團隊，共同為病人的健康而努力打拚。

隨著我打針的技巧逐漸成熟，我求助護士的次數越來越少，到後來，她們請我幫忙的機會反而多了。

破天荒

有一位中年婦女，我印象很深刻。我不記得她得了什麼病，只記得她每隔一段時間就要住院治療。有一次她住院時剛好輪到我值班，那次她的靜脈留置針，我一針就順利打上了，此後她住院時，都會對病房護士指名：「我的血管很不好打，請你幫我找那個長得黑黑的山地醫生來替我打針。」

護士一聽，立刻明白她要找的人是我。但有時儘管護士對她說明我已下班，今天的值班醫師打針技術也很好，她還是堅決要指定我。

那時我心想，病患選擇主治醫師診療及開刀時有所聞，但居然有人會指定實習醫師打針，這恐怕是破天荒頭一遭吧。

當時，醫院每個月都會安排教授級醫師查房，查房前，所有大大小小的醫生就在護理站等待，時間一到，一大群醫師就浩浩蕩蕩地到病房做床邊臨床教學。

其實，我一向不太喜歡這樣的學習方式，每次教授遇到特殊的案例要年輕醫師視診或觸診時，看著同學們爭先恐後地上前審視或觸摸病灶。我總不由自主地想，換作我是病人，被一大群人圍觀，已經夠難受了，還要被當成教材般任人觸摸，真是情何以堪。

所以，每當這個時候，我通常會躲在後頭，只要沒被教授注意到，我能不碰病患就盡量不碰，以免病患尷尬，但事後我又常懊悔，我會不會因此比其他同學少學了一些東西？我會不會因此比其他同學少了一些實務上的經驗？然而我卻始終改不了這種習慣，總是讓它一再發生。

在外科病房實習時，最累的是要上開刀房跟刀拉鉤。有一天值班時，我剛好遇到當班主治醫師是剛升任外科主治醫師的陳大夫，他不但年紀輕，精力旺盛，又相當熱衷於動手術以熟練刀法。

當晚九點多，我和總醫師跟著他開一台因吃止痛藥導致胃腸穿孔的病患。腹腔一打開，陳醫師發現病人的小腸有一段像座高爾夫球場一樣，總共破了十八個洞，於是他開始沈思究竟是要將整段腸子切除？還是逐一將穿孔處修補？我與總醫師心意相同，都希望他切除整段腸子好早點下刀。

思考良久，他終於嘆了口氣，我們的心也跟著沈了下去，他最後決定逐一修補穿孔的位置，那台刀我們足足開了九個多小時。

大約凌晨五點多，開刀房的電話聲響起，流動護士接聽完大聲問道：「陳醫師，急診室來電說，下面有一個急性闌尾炎的病人，問你要不要接著開。」我和總醫師兩人面面相覷：不要吧，我們已連站了九個多鐘頭，休息一下吧。在我們暗自祈禱他搖頭的同時，陳醫師終究還是點下了頭：「好，待會兒送上來。」

此時，總醫師閃著狡黠的眼神說：「那我先下去急診室看看病人的情況。」他手術服一脫，一溜煙就逃離現場。

我是實習醫生，必須縫合傷口最外層，還要負責送檢體至病理室檢驗，只能繼續跟著陳醫師開下去。早上六點，刀終於開完，我拿著檢體走出手術房，卻發覺剛才要去急診室的總醫師早已在更衣室裡打呼了。

我脫下手術服，無奈地苦笑。想起待會兒還要奮鬥一小時，今早晨會的病例報告恐怕來不及準備了，我邊搖頭邊嘆息走向病理室。

在兒科病房實習，同學們的壓力都很大，因為兒科主任林教授是血液科權威，脾氣相當火爆。晨會的病例報告如果準備不完整，他會毫不客氣地把病歷往你身上甩，我好幾位同學就吃過這種苦頭。

而每天早上，值班實習醫師都要到嬰兒室扎新生兒的腳跟採血驗黃膽指數，小嬰兒不會叫痛，只會哇哇大哭。你弄哭一個，整間嬰兒室馬上會鬼哭神號，熱鬧非凡，所以其他同學在兒科病房實習時，大都凌晨三、四點就起床準備。

我因與護理人員交情好，若晚起而手忙腳亂時，她們都會主動關切：「徐醫師，我來幫你。」有天我無意中還聽到某位同學用酸溜溜的語氣對另一個同學說：

「你知道嗎？徐超斌這傢伙居然每天睡到六點才起床。」

在實習生涯中，我最難忘，也影響我最深的是皮膚科及婦產科，兩科的主任分別由醫學院及附設醫院院長兼任。說來奇怪，我與兩位院長似乎特別投緣，兩人對我都很親切。

最震撼的醫學教育

皮膚科的胡院長，是留美的皮膚科專家，記得我大五時，曾因指導教授的引介，在院長室召見過我，所以每次跟他的門診，他總會問我：「將來要走哪一科啊？有沒有興趣來皮膚科？」

那時候總是看到他隨身帶著一本附有圖譜的原文書籍。看見病患身上長出不明的疹子，他毫不避嫌，當場就會翻書對照。

當時我深感震撼，堂堂一個留學美國的皮膚病專家，居然還如此謙卑到在病人面前翻閱書籍。

在往後的行醫日子裡，我也養成隨身攜帶必要書籍的習慣，但因為我並非名醫，怕病患對我失去信任，我不敢在病人面前翻書。每每遇到未曾見過的現象或難以解釋的病情，我都會利用時間跑回休息室對相關疾病的診斷及治療猛翻書本。

至於婦產科的陳院長是當時國內婦產科界聲望很高的名醫，每次在開刀房碰面，他都會帶著笑容對我說：「阿斌仔，還好嗎？今晚有沒有空，陪院長喝兩杯？你來自台東是吧？認真學，將來一定要好好回饋鄉里啊。」

我當然不敢和這樣的大人物一起喝酒，只能回以微笑，嘴裡咕噥幾句連自己都聽不清楚的話。

當年我實習的最後一站是婦產科，我不會忘記上最後一天班的情況，那天所有的實習醫師上班時臉上都洋溢著興奮之情，因為過完今天，漫長的七年總算熬了過去，終於可以學成畢業了。

為病人奮戰到最後一刻

當天下午，我剛好要跟陳院長開一台子宮頸癌的刀，然而，那天手術非常不順利，病人的腹腔一直冒出大量的鮮血，我們邊輸血邊開刀，不知過了多久，我抬頭望望牆上的時鐘，竟然已經下午五點多了，其他同學們大概都高高興興地打包東西回家了吧。

當我這樣想時，麻醉科醫師大喊：「病患血壓急速下降，出現心室震顫，準備電擊。」我們退到一旁，騰出急救的空間，經過一番處理後，病人總算回復正常心跳、血壓。

陳院長接著說：「我們繼續。」於是我們的手術持續進行，時間一分一秒地過去，病患腹腔中的血還是止不住，眼見病人的搶救機會越來越渺茫。

我看著年近八十歲的陳院長，站立多時又汗流滿面，卻為了病人，依然奮戰到最後一刻，我的心底滿是感動，也深刻覺得，只要患者有一絲一毫活下去的機會，身為醫師的我們，就絕對不能放棄。

晚間八點多，病患撐不下去了，手術也只能無奈的到此為止。院長頹然脫下手術袍，紅著眼眶，滿臉哀戚地走出開刀房向家屬宣布惡耗。

那一晚，我九點才回到家，在實習的最後一天，我依然學習到身為醫生最寶貴的一課。

醫師就是要有這樣的肩膀和擔當

多年以後，我決定離開醫院，回鄉服務，在奇美醫院急診室最後一天當班時，那天急診室也是忙成一團，傷患來來去去，與我一起上班的住院醫師，可能消受不了大量湧入的病患，每當檢傷護士推病人到診區時，立刻大聲抱怨：「別再推床進來了，這裡嚴重塞車了。」

我見狀，馬上出言制止：「沒關係，推過來，我來處理。」

原本，我應該下午五點就可以交班回台東了，但我依舊放不下心，一直到將觀察室的病人逐一再次檢視，交給下一班的主治醫師接手為止。那一天，離開醫院時恰巧也接近晚間九點。

臨走前，我告訴那位大發脾氣的住院醫師：「將來有一天，你也會成為獨當一面的主治醫師。你千萬要記得，在醫院裡，護理人員是協助你治療病人的最佳幫手，你和護士、助手們是一個團隊，團隊就必須合作，才能用最精準的診治、最快的速度把病人從死神手中搶回來，所以無論你再忙，心情再壞，或遇到多麼無法掌握的狀況，你都不能把氣出在護士身上，更不能以任何理由拒絕診治病人。當一個主治醫師，就是要有這樣的肩膀和擔當。」

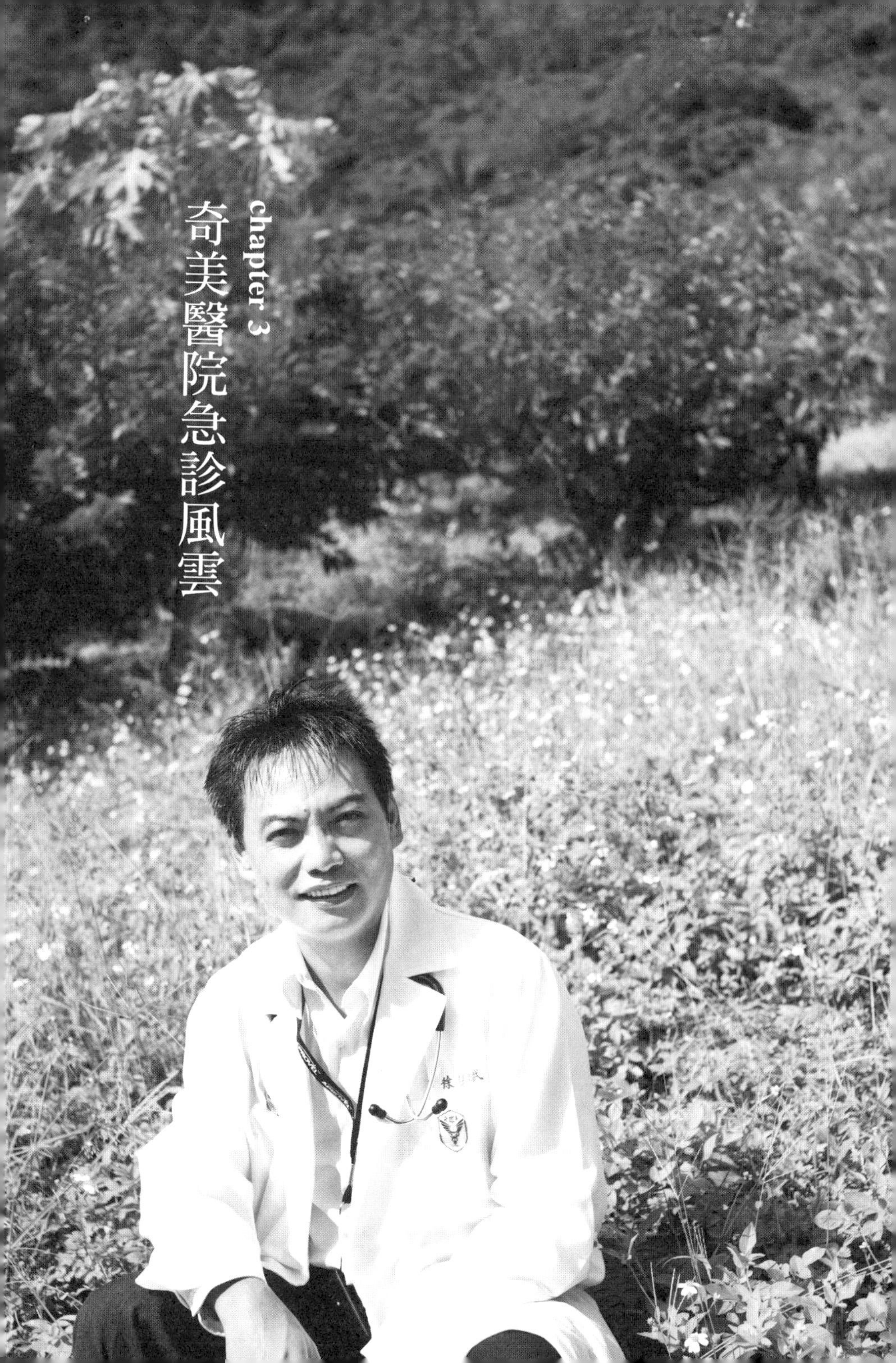

chapter 3 奇美醫院急診風雲

生命的戰場（上）

我很驚訝那個時候其實病人什麼檢查都還沒做，為什麼曾醫師就可以做這樣的判斷。

一九九七年六月，我踏入台南奇美醫院急診醫學部擔任第一年住院醫師，正式展開我的行醫之路。一天晚上，我和一位經驗豐富的資深前輩曾醫師一起值大夜班。

凌晨時分，救護車送來一位車禍傷患，檢傷護士量好心跳血壓，正要推床進入診區時，曾醫師卻望見病人的呼吸情況有異，馬上叫護士將病人推至急救區準備急救。

我很驚訝那個時候其實病人什麼檢查都還沒做，為什麼曾醫師就可以做這樣的判斷，但曾醫師告訴我：「看這個病人的呼吸形態，就知道病患的胸部曾遭受劇烈的撞擊而導致嚴重的傷害，若照完胸部X光再來處理肯定會來不及。」

於是，我們兩人合力在十五分鐘之內插完氣管內管、兩條中央靜脈導管以及兩支胸管，並給予大量輸液和緊急輸血治療。

胸管一插上，病患的胸腔果然立刻湧出大量的血液，雖然約半小時後病人仍宣告不治，但那是我生平第一次覺得病人在我面前過世而無愧於心，畢竟，在最短的時間內，我們已盡力做了對病人最好的處理。

後來證實病人是因胸部受重擊導致主動脈撕裂，造成大量氣血胸。

面對這種情況，雖然我們非常盡力救治病人，也很希望發生奇蹟，但我們終究只是凡人。然而，當時那位前輩快速而精準的判斷，不僅令我印象深刻，更深深影響我往後的行醫生涯。

在我剛進奇美醫院急診室服務時，那時台灣的急診醫學才剛從國外引進，是處於還在萌芽的階段，衛生署也剛正式核可成為新興的專科，而國內僅有少數大型教學醫院具有急診專任醫師的制度，且大都集中在北部，其餘醫院的急診大都由各科醫師分別輪值，於是當年我就成了奇美醫院第一位急診科住院醫師。

那時急診的主治醫師都是由內外科的專科醫師轉任，所以急診室裡大概分為急診內科與急診外科。一開始，我們的上班方式是每個月上十五天班，每班十二小時，每班都有內外科主治醫師負責一個診區。

我是頭一位接受急診專科訓練的住院醫師，必須兩邊輪流跑，邊看邊學。當時的主治醫師群各有自己的專長和本領，每人的個性也截然不同，有幾位內科主治醫師不但學識經驗豐富，教學也很認真，與他們一起上班，總令我受益良多。

利用空檔拚命翻書

主要負責外科急診的曾醫師，堪稱是全院急診的台柱，他不但擅長外科急診的處理，內科急診的部分也多所涉獵。

在我心中，他不僅是醫界的奇葩，更是帶領我一窺醫學堂奧的明師。其餘的外科主治醫師，則採取較放任的態度，和他們上班，壓力非常大，遇到不懂的地方，只能利用空檔拚命翻書。不過，這也有好處，每當我處理完一個病例，無形中也增加不少相關疾病的知識和經驗。

記得我當第一年住院醫師時，某個月的第一天，因陳前主任臨時更換班表，將原本排定休假的內科主治醫師調為夜班，而該名醫師早已到台北旅遊，根本來不及趕回來。

當天我上早班，上到晚間八點，陳主任打電話來對我說：「徐醫師，夜班內科主治醫師改由我來上，但因我家裡有事暫時走不開，你先頂著繼續上下去。」

我一聽完，嚇一大跳，全身冷汗直流，因為我年輕，經驗也不足，如果要負責當晚所有內科急診的重責大任，我真的很怕自己承擔不起，不過雖然心裡非常恐懼不安，但陳主任是主管，也只好硬著頭皮，持續看診，心裡偷偷祈禱今晚別來什麼重大病例。

到了晚上十二點，我兩腿發軟、疲倦不堪，於是我聯絡陳主任：「主任，不好意思，我真的撐不下去了，能請你先讓我回家梳洗、休息一下，好嗎？」

陳主任姍姍來遲，我回到住的地方，稍微休息一下。凌晨四點，我又再趕回醫院繼續奮鬥，所幸當晚平安無事，而這個插曲，讓我締造了醫院急診連續上班時數的紀錄，後來也成了護理人員之間津津樂道的話題。

隨著奇美醫院的名聲逐漸響亮，急診室的就診人數也逐年攀高，我們工作的負荷也越來越重，後來幾年，我們每月的看診人數竟達到一萬人次這個匪夷所思的數字，我們的上班方式也改為三班制。

當然，也因看診病患的大量增加，我們也從病人身上學到相當多的寶貴經驗，許多過去只在書本上看過的罕見疾病，也一一在我們眼前出現。

雖然在台灣，來看急診的病人有很多是不需要掛急診的病患，然而，在急診室看診，地雷非常多，在有限的時間下，你必須在數量龐大的傷患中及早找出真正危急而需緊急處理的患者。但不可避免地，我們偶爾也會有看走眼的時候。

一位年事已高的老婆婆，因為全身無力被家屬送進急診室，這在老人家是常見的非特異性症狀，但出乎大家意料的，檢查結果竟然是急性心肌梗塞。這種病例在醫學文獻上稱作「SilentAMI」（沈默的心肌梗塞），只發生在感覺較為遲鈍的老年人身上，所以病人沒有典型的胸痛症狀。

另一位老太太因近日厭食、身體虛弱被送來急診，原本想請家屬送去門診治療就好，但抽血檢查，赫然發現她得了敗血症。

一個患有糖尿病的中年婦女因心悸前來急診，檢查結果完全沒發現有特殊的異常，血糖值也僅略高，但因症狀始終不見改善，所以三度急診，一直到第三次，才發現她是患了罕見的Euglycemic DKA（正常血糖值的糖尿病酮酸中毒）。

有位年輕人因車禍受傷出現頭暈症狀先至他院處理，他要求做腦部電腦斷層檢查被回絕後轉而來本院急診，同樣要求做電腦斷層檢查，但由於腦部電腦斷層屬於昂貴檢查，而病人除了頭暈外，並無其他神經學的症狀，並不符合檢查標準，我只好請他自費做。

結果片子洗出來，病人果真有顱內出血，雖然還沒到必須緊急開刀的程度，卻也讓我冒了一身冷汗。

高聲喊痛的病人，焦急咆哮的家屬，血淋淋的外傷患者，在急診室來來去去、日以繼夜的上演，我們早習慣這樣的場面，但在面對每一位病人時，我們絲毫不敢鬆懈或輕忽，因為醫師任何一個微小的判斷或決定，都可能主宰著病人的生死。

一九九九年，我擔任總住院醫師，雖然那時已能獨當一面並且受到同事高度信賴，但我卻覺得肩膀上的責任更重了。

視病猶親

看到老阿嬤驚惶失措的表情，我突然想起自己的外公、外婆。

有一位八十幾歲的老阿嬤，因跌倒導致股骨頸骨折，我一面為她輸血和做止痛治療（大腿骨骨折，大約會流失一千五百毫升的血液，這對老人家的身體是極大的負荷），一面向家屬解釋病情並詢問他們開刀的意願。

我告訴他們：「病人年紀這麼大了，手術不可能讓病人恢復行走的能力，只是要讓病人至少可以坐起來吃喝拉撒，若不開刀，病人只能躺著生活，那三個月後老人家可能會因反覆的肺炎和泌尿道感染而死亡，當然，年齡那麼大，開刀的風險也高，病人也可能捱不過麻醉和手術的壓力。」

如果她是我阿嬤，我會選擇開刀

十幾位家屬七嘴八舌討論很久，沒有一個人願意負起責任決定是不是要開刀。我擔心等久了病人情況有變，看著他們猶豫不決，無法下決定，突然靈機一動，找了幾位較年輕的家屬對他們說：「我知道一時要你們馬上做決定相當困難，因為要考慮的因素很多，但我可以告訴你們，如果她是我阿嬤，我會選擇開刀。」

沒多久，他們立刻就簽了手術同意書。

當時我的感觸非常深刻。或許一般民眾不像醫護人員擁有醫學常識，所以面對一些醫療情況常常會不知所措，但其實只要我們醫護人員能設身處地，能將心比心地站在他們的立場，多為他們設想一點或多做一點，即使只是簡單幾句話的提醒、叮嚀或建議，我相信對病人的幫助都很大，尤其在心理層面上；畢竟醫療不只是醫治身體上的病痛，也應該包括安撫病人的心、家屬的心。只是很可惜，這一點在我們的醫療體系內，似乎總是做得不夠多，或者往往被忽略了。

還有一位從台南鄉下送來，到院前死亡的老先生，經過急救後，病人暫時恢復生命徵象，但我判斷病患因腦部缺氧時間過長，恐怕撐不過二十四小時，偏偏那時全院的加護病房都滿床，問遍台南縣市，也沒有一家醫院的加護病房有空位，好不容易問到高雄一家中小型醫院有空床可以轉過去，但我搜尋家屬只找到一位老阿嬤。

我決定要為他們與醫師周旋到底

我問老阿嬤有沒有其他年輕的家屬可以幫忙，老太太搖搖頭說：「我們家小孩都在外地工作，沒有辦法聯絡上。」

我看著這位鄉下的老阿嬤，心想她可能半個字都不認得，甚至連高雄在哪裡都不知道。如果老先生轉過去沒多久就過世，她又得找救護車把病人送回家。我心中盤算著：她付得起救護車的錢嗎？她認得從高雄回到家的路嗎？

看到老阿嬤驚惶失措的表情，我突然想起自己的外公、外婆，於是決定要為他們與加護醫學部的醫師周旋到底。

電話那頭，加護病房的醫師不斷以不符合加床原則為理由拒絕收治病人，無論我怎麼說，不管動之以情，或者威脅利誘，他始終都不為所動。

最後我對他說：「我實在不忍心看著這位年老阿嬤來回奔波，而且她的老伴活下來的機會也不大。別再跟我說什麼加床原則了，你們心自問，如果這是你自己的家屬，他們是你的阿嬤、阿公，你收是不收？」

聽到我這句話，他才回答：「好吧，好吧，我挪床看看。」

死亡的味道

這個場景觸動了我的敏感神經。

二〇〇〇年底，我在奇美醫院升任主治醫師，當時是我行醫生涯中經驗技術最好，直覺也最靈敏的時期。

有天早晨，我與前一班的主治醫師對留置病患逐一交班，來到一位老太太的病床前，同事正講述她的病情時，我望見病人黯淡的眼神和憔悴不堪的身體，心中忽然升起一股奇特的感覺，立刻脫口而出：「趕快找一張加護病床，把病人收治進去。」

同事用疑惑的語氣問：「可是，病人的生命徵象很穩定，為什麼要進加護病房？」

我回應：「因為，我在這個病人身上聞到『死亡的味道』。」

住院醫師雖然有點懷疑，但他還是照做了。在進加護病房的隔天，這名病患就過世了。

另一個午夜的急診室，病人來來去去，紛亂不已，在嘈雜聲中，我發現一位剛被檢傷護士推進診區的病患，雖然意識清楚且心跳、血壓正常，但一直嚷著要大小便。

這個場景觸動了我的敏感神經，那股奇特的感覺又浮現我腦中，於是我馬上要求診區護士，將病患推至急救區準備插管急救。

那時病人什麼檢查都還沒做，護士小姐一臉茫然，直問：「為什麼？」

我一時不知如何解釋，只好回說：「我的直覺告訴我這個病人情況危急，必須趕快緊急處理。」

大約半小時後，病人的病情瞬間急轉直下，所幸先前有預做急救準備，雖然最後的結果讓我們覺得遺憾，病患仍宣告不治，但至少我們確實盡力做了我們當初所能做的最大努力。

我覺得你當醫生太可惜了！

有天傍晚，我與一位當骨科主治醫師的好兄弟在樓梯間閒聊，他對我說：「我很少碰到像你這樣用鼻子就可以馬上嗅出病人病情的醫生。我覺得你當醫生實在太可惜了。」

我擁有能嗅出「死亡味道」的敏銳直覺，這項看來傲人的特殊能力，也許有部分是上天特別恩賜，但絕大部分其實是要感謝那些難以計數、病情又千變萬化的眾多病人。

是這些病人累積了我看診時做各種判斷與治療方法的豐富經驗，是他們訓練我成為急診大醫師。

生命的戰場（下）

醫生，我想回家，讓我回家，好嗎？

儘管現今醫療技術非常發達，但在醫學領域裡，我們常會遇到一些病症是目前醫療技術無能為力的。

每次面對這樣的病患，雖然家屬苦苦哀求：「醫生，拜託拜託你盡全力救救病人，好嗎？」但我們心中卻很明白，我們能做的相當有限，我們雖然不想放棄，我們也想給每一位想活下去的患者更多的力量與幫助，卻也只能無奈地看著病患的生命一點一滴流失。

每次遇到這種情形，我總是難過、失眠好一陣子，我也深深了解，身為醫生，這是我不能逃避，得努力學習面對的生命課題。

不過有一些影像一直深深印在我腦海裡：一個穿著制服、三十來歲的男子，跟我年齡差不多大，他因下班途中，突然覺得上腹痛而前來急診。

一開始，他以為只是單純的胃痛，但依我這些年累積的經驗直覺告訴我，病人的臉色不太對勁，他的腹部一定有嚴重的問題，結果替他做超音波掃描檢查，果然發現是肝癌破裂合併內出血。

一看到這結果，我迅速地跑去樓梯間，先是狠狠地猛吸了好幾口菸。

我努力思索著，到底該怎麼告訴這位人生、事業才剛要起步的年輕人，這麼一個令人手足無措的驚人事實，因為換作是我自己，我可能會無法接受。

後來他太太及時趕來，當我婉轉告知病人的情況且提到病人來日無多時，那位年輕的太太立刻情緒失控地當場大哭，那哭聲充滿無助與傷心。

當我轉身離開，那哭聲彷彿都還在我耳邊。

一位年僅十六歲的高中女孩，因感冒症狀持續多日看過很多醫生都未見改善，凌晨時分來掛急診，當時大夜班只有我一位主治醫師帶著兩位住院醫師值班。一位較資深的住院醫師先幫她處理了一段時間後，因腹痛症狀始終無法改善，於是他簡單敘述了她的情況後便把病人交給我接續處理。

我一看病人臉色蒼白得嚇人，腹部壓痛又如此明顯，心想問題絕對不單純，於是立刻幫她做了一系列檢查，才發現病人竟然是病毒感染併發急性心肌炎，這是一種沒有特效藥，也沒有其他方法可以醫治的病症。

我永遠記得當我要將她送往加護病房時，她用虛弱無力的眼神望著我，對我說：「醫生，我想回家，讓我回家，好嗎？」

我萬般不忍，也無法釋懷，為什麼年輕的她，會得到這樣的病，上天是不是對她太不公平了？女孩在早上五點多送進加護病房，大約七點多離開人世，而我終究無法做到女孩對我的期望。

每年的情人節前後，急診室總會出現許多自殺的個案，其中又以割腕的女性居多。

有一年情人節，我正好值夜班，一個眉清目秀的十七八歲少女被同學送進急診室，手腕上有兩三道切割傷。看到這些割破皮膚的傷口，我嘆了口氣，便低頭慢慢幫她縫合起來，突然間聽到她同學大聲嚷著：「某某某，你爸爸來了！」同學說完立刻逃之夭夭。

我轉頭望去，看見一個年約六七十歲的老先生正站在急診室的門口遠遠望著少女，臉上掛滿了淚。我心想，看來老伯伯是老年生子，父女倆年齡相差太大，彼此之間代溝肯定不小。

看老伯伯哭得傷心，我忍不住念了女孩幾句：「你為什麼要這樣傷害自己的身體？你不看看你年邁的父親為你哭得有多傷心難過，就算你不為自己想，也該為你父親著想。」

女孩馬上回嘴：「我爸他根本不了解我，我男朋友也不理我了，現在都沒有人陪我說話了，我感覺好孤單呀。」

我不肯放棄，對女孩說：「就算如此，你也不能這樣割自己的手腕啊，你不看看你父親年紀多大了，還在為你擔憂掉淚。」

小女孩又說：「可是我就是覺得沒人了解我，也沒有人要陪我說話，要不然，你把你的電話號碼給我，你來陪我說話。」

在急診室看過那麼多病患，令我印象最深刻的病例是國內第一位被診斷出愛滋病的原住民患者。記得那段時期，高雄醫學院有某位教授曾發表一篇論文，指出原住民因獨特的基因模式不易染上愛滋病。

某個大夜班，凌晨時分，救護車送來一位高燒昏迷的病患，我一看他的膚色，就知道他是自己的同胞，再看到病歷上記載的戶籍地址是台東縣，心想，原來是故鄉來的自己人。

由於病人意識已不清楚，我向陪他同來的朋友問明病史。他說病人已連續高燒三四天，今天因意識陷入昏迷才來急診。

做完初步檢查，我找出他高燒不退的原因是嚴重的大葉性肺炎，且合併有腦膜炎的情形。

我看他正值壯年，體格也相當壯碩，肺炎如此嚴重，腦海裡猛然閃過學生時代有位教授教導過我們的一段話：「遇到年輕而有嚴重肺炎的患者，一定要想到『愛滋病』。」

於是我替他抽血做愛滋病的免疫學檢查，結果確實是愛滋病，初步處理完，我將他送進加護病房，心想，依照目前的情況，他可能撐不了多久了。

下班時，經過急診室門口，一群看來是病患家屬的人紛紛圍上來，淚眼婆娑對我說：「醫生，他是一位單親爸爸，獨力撫養小孩長大，你一定要盡全力救他。」

面對一群對你有著殷殷期盼的家屬，我雖然知道他的病情，即使再高明的醫術，都沒辦法挽救，可是我實在說不出口，只能安慰他們說我一定會盡力，請他們放心，但在說完的那一瞬間，我有一種身心俱疲的感覺。

我開始疑惑，身為一個醫生，如果遇上無法救治的疾病，他該怎麼辦？而除了同理病人以及家屬的痛苦，我還能做些什麼？

醫生，求求你別再救我了

當他對我提出這樣的請求，無疑為我上了生命中極為重要的一堂課。

一九九九年，我擔任奇美醫院總醫師期間，有一個月我輪調加護病房學習。

某個晚上，我值夜班，當晚有一位急性呼吸衰竭的病患因數次心跳停止，我連續幫他急救了七次，順利將他從死神手中救回來。

隔天我與主治醫師查房，經過那位病患身旁。

他卻偷偷拉著我的手臂，輕聲向我哀求：「醫生，我拜託你一件事，如果今天晚上我再發生緊急狀況，求求你別再救我了。活著只是受罪，我真的累了，想離開了。」

當時我腦中轟然地一聲巨響，受到的震撼非常大，彷彿一顆炸彈在平靜的大海瞬間爆炸。

過去我們都認為救人、延續病人的生命是醫生責無旁貸的天職，我們一心想救活病患，但身為醫生的我們卻從未從病人的角度、病人的感受去認真思考生命存在的價值和意義，而那位不想再活下去的患者，當他對我提出這樣的請求，無疑為我上了生命中極為重要的一堂課。

當時，國內關於安寧緩和醫療的觀念還沒興起，然而，從那件事之後，我開始問自己：既然醫生有救人的義務，那麼病人有選擇死亡的權利嗎？如果有一天，我也久病纏身，甚至長期臥床，生活無法自理，我會繼續活下去，還是像那位病人一樣選擇死亡之路？

後來身為急診專科醫師的我，雖然還是得經常與死神搏鬥，搶救病人的生命，但我總是會想起那位病患對我說過的話。

生死一瞬間

病人住進普通病房後，我心裡依然覺得好像有什麼事沒有完成。

做為一位急診室醫師，除了要面對病人千變萬化的病情，應付形形色色的家屬，還要在決定病人需要住院治療的當下，絞盡腦汁、費盡唇舌地說服各科不同個性的主治醫師信任自己的診斷而收治病人。

有天傍晚，一個年輕男子因劇烈上腹痛前來急診。一開始，我就懷疑他是消化性潰瘍穿孔，但照站立的胸部X光片，並未看到腹腔的游離空氣（註：正常人的腹腔是乾淨無菌的狀態，若腸胃道穿孔，腸胃道裡的空氣和細菌就會跑進腹腔造成腹膜炎），在打完嗎啡類止痛劑，病人依舊大喊疼痛後，我幫他插上鼻胃管打入空氣，再照X光片，還是沒看到橫膈膜下的腹腔游離氣體，但病人症狀還是沒改善，我索性安排腹部電腦斷層檢查，卻依然沒有發現腹腔內有明顯異常。

我看了看當天外科的值班醫師，發現是個性較為怪異的陳醫師。每次要收病人給他，他總是問東問西，要求我們給他百分之百的確定診斷，他才肯收治病患。

由於當時情況緊急，沒辦法，我懷著忐忑不安的心情打電話給他：「陳大夫，我這裡有一位年輕患者上腹部劇烈疼痛，雖然電腦斷層檢查做了，但沒看到腹腔的游離空氣，不過我還是強烈懷疑病人是消化性潰瘍穿孔，最好能馬上做剖腹探查手術。」

或許是上帝暗中幫忙，沒想到陳醫師居然一口答應：「好吧，既然如此，你送手術通知單，我替他剖腹探查看看。」

開完刀，果然在病人十二指腸的第二部分發現穿孔的位置，由於該部位屬於腹膜後器官，穿孔後空氣都跑向後腹腔，難怪腹腔內看不到游離空氣。

我噓了口長氣，心裡想：幸好陳醫師接受我的臆斷，小夥子才能保全他的性命。

擔任急診醫師這麼多年，胸痛的病人最令我感冒，也最能挑起我的敏感神經，因為胸痛患者的病情輕重落差極大，輕則只是神經肌肉的抽痛，或一時情緒緊張所致，重則可能是心臟血管的疾病而隨時有猝死的危險。

一個忙碌不堪的週六小夜班，急診室一如往常湧進前來就診的病患和家屬。臨下班前，救護車的鳴笛劃過台南的夜空，嘈雜聲中，外頭送來一位六十來歲的老先生，主訴胸口劇烈疼痛。

我看了一下病患的臉孔，直覺是急性冠心症的病人，但初步檢查心電圖正常，心肌酵素也沒有異常的變化，不過我依然強烈懷疑他患了「不穩定性心絞痛」。

雖然，從病理學的角度來看，「急性心肌梗塞」最為嚴重，但事實上，「急性心肌梗塞」的病患，大約有八成病發時在到院前就已死亡，在診斷上，也極易從心電圖的變化與心肌酵素的升高而判讀出來。反倒是「不穩定性心絞痛」，因心臟的基本檢驗大多正常，診斷上極為困難，必須仰賴急診醫師的經驗與高度警覺才能看出端倪，而兩者卻同樣有造成致命性心律不整的威脅，所以「不穩定性心絞痛」著實說是急診醫師最大的挑戰和夢魘。

這是身為醫師的我們，最感欣慰的地方了

而這位病患，在高度懷疑他是「急性冠心症」的判斷下，當時我立刻幫他注射冠狀動脈擴張的藥物及抗凝血劑，並聯絡心臟科醫師，準備緊急做心導管氣球擴張術，不幸的是，在將病人移送加護病房的那一刻，病患發生了我最害怕遇到的情況——心室頻脈。

還好經過電擊治療後，病人回復心跳、血壓，但就在此時，家屬卻將病患發生心律不整的原因歸罪於我所注射的藥物，我一時之間有苦難言，百口難辯。

我心裡想著，在沒有任何檢驗結果支持下，我已做了最好的診斷與處理，假使

病人是送往他處，反而恐怕兇多吉少。

當晚，心臟科醫師就做好心導管檢查，果然在左冠狀動脈源頭處發現了塞住血管的大血栓。幾天之後，看到該名病患健步如飛地走出醫院，想起當晚的情景，心中不禁五味雜陳。

雖然無端被他的家屬誤解、責難，心裡頭有些委屈，但轉念一想，能將一個性命垂危的病人拯救回來，其實是身為醫師，最感欣慰的地方了。

剛才實在太險了

我擔任總住院醫師時，有一天傍晚，一位和我同級的內科醫師來電告知我，他朋友的父親生病在台南另一家醫學中心急診室，那裡的醫師只說明病患血壓偏低需要留院觀察，他想把病患轉介過來給我診治。

我聽了心中納悶：病人血壓偏低，應該趕緊找出休克的原因，為什麼只安排病患在觀察室等待?便答應他將病人轉送過來。

病人送來後，果然有休克的現象，我一摸病人的肚子，發現腹膜炎的症狀相當明顯，心想病人休克的原因一定是來自腹內，於是立刻安排腹部電腦斷層檢查，片子一洗出來，我嚇了好大一跳，竟然是非常大的一顆腹部主動脈瘤。

於是我馬上聯絡心臟血管外科醫師做緊急手術治療，這件事我沒放心上，後來我參加那位醫師的婚禮，碰巧與這位病患的家屬同桌，我深色的皮膚使他們一眼就認出了我，夫妻倆頻頻答謝我當天的救治。

他們告訴我：「當天晚上開完刀，心臟血管外科醫師在手術房門口一直說：『剛才實在太險太險了，如果再晚個五分鐘，主動脈瘤一旦破裂，造成大出血，即使是神仙出現都救不回來了。』」

另一個忙碌的小夜班，一個糖尿病患者因喉嚨疼痛前來急診，我看著病人不斷流口水，說話像是嘴裡塞了一顆雞蛋，直覺有異。

雖然病患只有輕微的發燒，血液檢查白血球也在正常範圍，但我總是覺得不太對勁。

病人的病情絕對不會只是上呼吸道感染那麼簡單，幸好當天感染科的值班醫師是我的好兄弟湯醫師，於是我撥電話通知他：「我懷疑病人是得了『咽後膿瘍』。」要將病人收治給他。

病人送往病房後，當晚內科值班的住院醫師還向湯醫師抱怨：「病人只是輕微發燒，白血球也正常，根本不像感染科的患者，為什麼要收給感染科住院治療？」卻被湯醫師回應：「徐醫師是急診科主治醫師，我相信他的判斷。」

我總覺得不放心

病人住進普通病房後，我心裡依然覺得好像有什麼事沒有完成，於是追上病房再次探望病人後，又撥電話給湯醫師：「我總覺得不太放心，最好馬上做咽喉部的電腦斷層檢查。」湯醫師同意我的建議，立刻安排了檢查。

果然在病人的咽後的軟組織發現一團直徑約五六公分大小的膿瘍，因前方就是氣管的位置，若膿瘍繼續腫脹，極易壓迫上呼吸道造成氣道阻塞，屆時連插管都有困難，恐怕得緊急做氣切手術才能保住性命。當時我立刻將病患轉入加護病房進行密切觀察，以防有緊急狀況發生，並對家屬發出病危通知單。

隔天在醫院與湯醫師相遇，我們不約而同拍胸脯直呼：「真是驚險啊，幸好有緊急做電腦斷層檢查，否則病患隨時會因上呼吸道阻塞而死在病房內。」

急診科醫師不僅要有敏銳的直覺，還要有足夠的本事說服各科主治醫師收治病人。

二〇〇〇年十月，考完急診專科醫師的執照後，同年十一月，我升任主治醫師，短短三年之間，創下奇美醫院有史以來在最短時間內升上主治醫師的紀錄，也成了全院第一位內外科兼修的急診專科醫師，那個時候的我，正值人生最巔峰的狀態。

急診室另一章

我吃了一驚：「難道你不是家屬，那你又是她什麼人？」

雖然在急診室工作，常會遇到緊急狀況，甚至血淋淋的場面，神經常常需要處在極緊繃的狀態，但偶爾也會發生一些意外趣事，無形中降低不少緊張的氣氛。

有一回，一位高中小女生因騎機車車禍受傷導致外陰部撕裂，當我替她進行縫合手術時，小女孩不停地流淚哭泣，我與護士小姐輪番安撫她：「妹妹，為什麼一直哭，是麻醉藥上得不夠而疼痛嗎？」小女孩使勁的哭，沒有正面回答。

當我縫合完畢回頭寫病歷時，女孩的母親悄悄走近我身旁低聲對我說：「醫生，我想請問你，我女兒的處女膜有沒有毀損，她一直擔心這事。」

我啞然失笑，原來小女孩不停的哭是為了這件事。我忍住笑意，一臉嚴肅對她母親說：「我不是婦產科醫師，無法幫她內診，但能肯定的是她的身體並沒受到太大的傷害，這是很幸運的。」

我有一位同事，因年齡較長，體重也過重，患有猝睡症的毛病，他經常在書寫病歷的同時突然睡著，有天我無意間看到他一直久久注視著一張X光片，心裡好奇，戴醫師今天怎麼那麼認真看那張片子。

走近他身旁，赫然發覺他看片竟看到睡著了。

有一位外科住院醫師來急診室學習，可能還不太習慣急診上班時數過長以及病患人數過多的情況，某日上大夜班時，他幫一名外傷病患縫合傷口，也許是太過疲憊，縫合中途突然大喊：「護士小姐，快拿剪刀來。」

護士回問：「縫合包裡不是有線剪嗎？」

原來他因疲倦打盹，竟將自己左手手指連同病人的皮膚縫在一塊，才要求護士持剪刀來幫忙剪開。

急診室有一個特殊的流程——醫師每開完一張檢驗單或處方，必須先請家屬批價蓋章後，才交由護士執行醫囑。

那個時候，一一九救護車常會送來倒在路邊，意識不清、身上又無證件的傷患，這些人在病歷上的名字就會被打上「無名氏」。我有一位老同事彭醫師，在為一個「無名氏」開完單子後，竟對著診區外的人群大喊：「無名氏的家屬！誰是無名氏的家屬？」現場所有的醫護人員笑翻了。

在醫院的批價單上，主治醫師的名字斗大而明顯，病患的名字反而是小小一行縮在一旁。有一回，我拿著單子請病人的家屬去批價時，沒想到那位家屬卻對我說：「醫生，你是不是拿錯單子了？徐超斌是誰？我不是他的家屬。」

我強忍笑意告訴他：「病人的名字在這裡，徐超斌是他的主治醫師——我的名字。」

一天下午，一對看似夫妻的中年人被送進急診室，太太因車禍骨折需開刀治療，我正向男子說明病況時，他一臉慌張地說：「啊！要動手術喔！那要不要通知她的家屬？」

我吃了一驚：「難道你不是家屬，那你又是她什麼人？」他卻正經的回答我：「我是她先生。」

某個小夜班，我正為一名車禍重傷的年輕人急救。病患傷勢嚴重，眼見快失去生命。一個老婆婆突然衝進急救區，對著患者大哭：「阿明仔，出了什麼事？你怎麼躺在這裡，快起來啊。」

我心裡納悶，病歷上的名字根本沒有「明」這個字，為什麼會叫他「阿明仔」。於是我拍拍老婆婆的肩膀問：「阿婆，你再看清楚，他是你孫子嗎？」

老婆婆仔細一瞧，才發覺她認錯人，立刻轉頭搥打一位老先生：「么壽喔！你還說阿明仔在這兒，伊不是阿明仔，害我嚇死，白哭一場。」

原來真正的「阿明仔」只是輕微擦傷，正在外科診區處理。

那一夜，奇美醫院的忘年會

甚至志工大哥大姊也毫不避諱地在人前直呼我的綽號。

或許是缺乏安全感，雖然看起來外向活潑，其實我相當怕生，每到一個新環境，我從來不主動找人說話，總要適應一段時間才會與他人打成一片。

來到奇美醫院也一樣，起初我只和少數幾位年齡相近的護理人員談天，直到參加第一年的忘年會，酒過三巡，心防卸下，才把隱藏在內心的幽默風趣表現出來。從此以後，我漸漸與一些個性相投的醫護人員相處，常常我們會在下班後相邀外出聚會、聊天，因此結交了幾個包括救護車司機在內的知心朋友。

往後數年急診忘年會的主持棒都交在我手上，當時院內光是急診科的工作人員就超過百人，每次上台我都為全場帶來無數的笑聲與歡樂。

隨著逐年到各科輪調學習，我開始與科外的同仁結識，由於個性隨和、幽默，又擁有好口才，我漸漸在醫院闖出名聲，就連負責醫院公關的院長室高級專員和社福部受病患家屬的請託而來急診說項時，也刻意選擇我上班的時間，甚至志工大哥大姊也毫不避諱地在人前直呼我的綽號。當時，「剉冰」這個名號在奇美十分響亮。

一九九九年初，醫院舉辦全院忘年會，本科林主任兼任員工福利委員會的主委，於是當年的全院忘年晚會的節目主持自然落在我身上，好久沒有在如此大型的晚會活動中主持節目，站在全院密密麻麻三千多人的舞台上，一開始我有點退卻，臨上台前刻意先喝了六瓶啤酒壯膽，主辦單位也特別為我量身打造充滿原住民風味的開場儀式，上台後我拋開矜持，望著台下的人群，腦海裡閃現昔日的掌聲與喝采，隨著酒精的催情發酵作用，我使出渾身解數，全場歡笑尖叫不斷。

那一夜，我彷彿重回學生時代，再度成了紅極一時的風雲人物。

急診室的最後一天

對我而言，這只是一個再稀鬆平常不過的簡單動作。

在奇美醫院待了五年，我真正自豪的並不是一身快速診斷與處理病人的本事，而是在宛如烽火戰場的急診室上班，無論是科內同仁或其他科別的醫護人員，我一直與他們維持良好的情誼，因為我一直相信，我們都站在同一條船上，唯有團隊的密切合作，我們才能在關鍵時刻救治每一位病人。

另一方面，對於病人，我始終抱著虛心學習及感恩的態度，因為我深知自己從病患身上學到的遠比我為他們所做的多更多，我也明白，沒有病人，醫師就失去存在的價值。

關於科內的同事，不管身分是醫師、護士、護佐、救護車司機、掛號的行政人員，乃至於志工，我一向一視同仁，和他們都保持了良好的互動關係。

我本身個性就非常外向活潑，又很會說笑，同仁都喜歡和我相處，常常下班後為了紓解工作壓力，我們會一群人相約前往PUB或至KTV，而每年科內的忘年會，我離開前，一直都是由我主持晚會，每回我們都會盡情玩樂。

當然，工作中，不論再忙，我從未對他人發怒責罵。因為我知道當病患擁塞時，大家都有各自的工作要忙，所以每當我急於知道病人的檢查報告，但護理人員又忙不過來時，我就會自己跑到檢驗室拿報告或到X光室取片子，甚至主動推病人去做檢查，我總覺得這才是尊重自己的工作，也才是正確的工作態度。為什麼當醫生一定要高高在上，只會口頭使喚別人呢？

我剛到台南奇美醫院時，閩南語只會聽，不會說，但我接觸的病人幾乎都是講閩南話。一年過後，我已學得一口流利的閩南語，這讓我得以更接近病人，了解他們的病痛。

或許在急診室看盡人生百態，人情冷暖，使得我更能貼近與體會他們的心境，我與病人之間也跨越了膚色與種族的障礙，形成了特殊的依賴關係。

原本到嘴邊的話又吞了回去

某天傍晚，一對鄉下來的老夫婦走進急診室，老婆婆對我說：「我先生腸胃不好，吃東西都消化不良，請你幫他看看。」

我聽了，本想建議老先生去看腸胃科門診就可以了，老婆婆卻接著說：「我們住在很遠的鄉下，我早就聽說奇美的內科很好，我肖想好久了，所以今天特地包計程車大老遠跑來。」

聽到這些話，原本到嘴邊的話馬上吞了回去。望著老夫妻純樸天真的模樣，我想我又何忍令他們失望，於是就留下他們，幫老先生安排了一些檢查。

一個倒在路邊的流浪漢半夜被救護車送來急診，診療結束要離開時，診療費一千多元，但他口袋空空，沒錢支付，於是走到我面前對我說：「醫生，我身上沒帶錢，我還要搭車回家，你能不能借我兩千元？」

我哭笑不得，心裡想，我幫你做治療，你沒付錢就算了，竟然還向我借錢。雖然明知借出去的錢，對方不可能還，但看著他衣衫襤褸的模樣和滿臉的污垢，我心軟了，於是從皮夾掏出兩張千元大鈔給他。

醫生，你真的很棒

另一個夜晚，一位中年男子看我皮膚黝黑，在我問診時突然問我：「醫生，你是哪裡人？」

我回答：「我來自台東。」

他接著問：「那你是原住民嗎？」我點點頭。

大概他從來沒有遇過原住民醫師，一直暗中注意我的一舉一動，後來我替一位頭暈的老太太看診，為了觀察她站立姿態的穩定度，我雙手扶著老太太下床站立，並將她的手搭在我的肩膀支撐，以防跌倒，之後再將她扶回病床，輕輕地幫她蓋好被單。

對我而言，這只是一個再稀鬆平常不過的簡單動作，但看在那位中年人眼中，卻有著截然不同的感受。

最後他離開急診室時，對著我豎起大拇指，微笑著大聲對我說：「醫生，你真的很棒。原住民，讚！」

我愣在當場，久久無法言語。

那一刻，我驀然體會，原來醫生一個小小的舉動，竟然會對病人造成這麼大的影響。

二〇〇二年初，我下鄉服務的時間已到，有幾位學長來電說服我：「你不要回台東那麼偏僻的地方，你來我這兒服務，我保證你月薪不會比現在少很多。」

有天晚上，我夢到了學生時代那股純真想返鄉服務的初衷，更加堅定我回鄉的決心。正因為台東位處偏遠，達仁鄉更是鮮為人知的窮鄉僻壤，醫療資源十分缺乏，如果我不回去，什麼時候才有機會改善家鄉的醫療品質？如果我不回去，又能期待誰會前去服務呢？

那年五月二十五日，是我在奇美醫院最後一天上班的日子。那天急診室依舊忙碌不堪，一個個重症病患被送進急診室，急救區始終都是維持四張病床的狀態，食道靜脈瘤破裂出血的病人、急性呼吸衰竭需要插管急救的病患、外傷出血性休克的傷患、急性心肌梗塞的患者。整個早上，我一步都未踏離急救區。

中午時分，我看了一下我負責的第一診區，卻發現我的住院醫師不見人影，問了診區護士，她回答：「葉醫師說他又累又餓，先去吃飯休息了。」

我嘆了口氣，只好抽出空檔，處理診區的患者，兩邊來回奔波。不知過了多久，林主任前來關切：「徐醫師，你吃飯了沒？你去吃飯，我先幫你頂著。」

我搖搖頭，看了看手錶，接近三點了，心想沒關係，反正都這麼晚了，午晚餐再一起解決好了，我先把治療做好再說。

你應該體諒病患及家屬焦慮不安的心情

從下午到傍晚，急診病人未曾停過，但我早已適應這種忙亂的場面，始終保持穩定的情緒，耐心處理每一位送來的病患。

正忙的時候，檢傷護士推一床狂飆鼻血的病人進來，葉醫師大聲喊道：「先別推進來，這裡太滿了。」

我聽到了，立刻上前制止，看了一下病人的情況，知道病人是因血壓突然升高導致鼻部血管破裂，於是先拿乾棉球塞住他的鼻孔，暫時止血，再拿降血壓藥讓病人舌下服用，並通知耳鼻喉科醫師前來接手處理。

處理完，我轉頭對葉醫師說：「病人鼻血流得這麼厲害，雖然對我們來說，這不是什麼要命或重大的疾病，但你應該體諒病患及家屬焦慮不安的心情，而且你也看到了，初步處理其實花不了多少時間和精力。」

最後一天在急診室上班，原本下午五點，我就可以打包東西回家了，但我就是放不下心，不忍說走就走。當晚八點多，我將所有看過的觀察室病人逐一檢視且處理告一段落後，再一一向同事告別，步出醫院。

走出急診室，我深吸了一下晚風的氣息，心裡想著，明天以後，我將回故鄉行醫，不再是奇美醫院的急診醫師了。

回頭望著黑夜中急診室明亮的燈光，我在心中默念：再見了，培養訓練我的奇美醫院，別了，賦予我優秀醫術和豐富經驗的急診戰場，我會永遠記得這段充滿血淚和璀璨的急診歲月。

chapter 4 部落的超人醫師

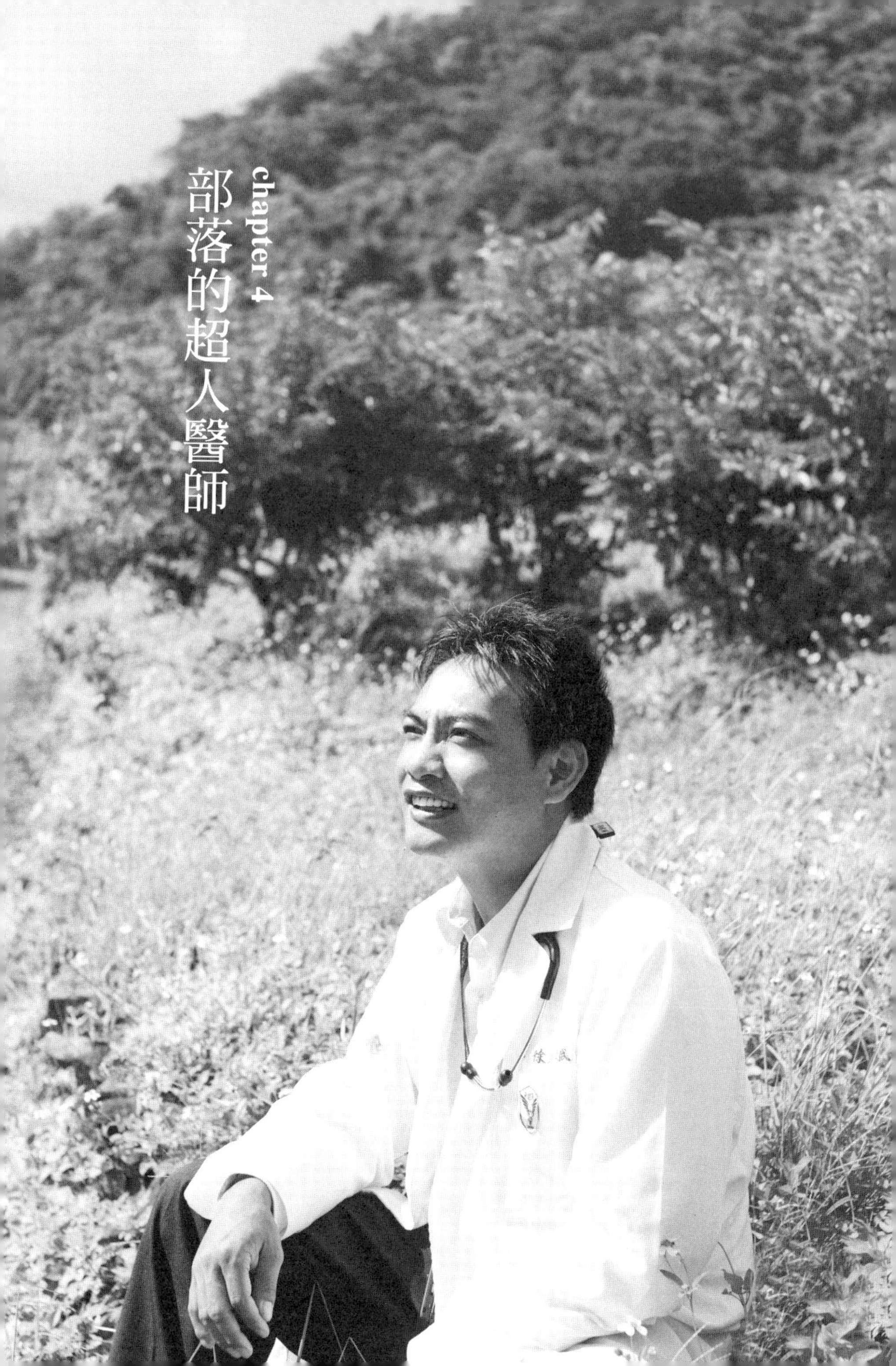

不要怕，有我在！

但我心裡還是有一絲遺憾。

二〇〇二年六月，回應家鄉夢中的呼喚，我從奇美醫院急診室的主治醫師轉為偏遠山區的部落醫師。我一方面竭盡心力爭取重建醫療大樓的經費，一方面加開夜間和假日門診，更積極推動二十四小時急診服務，為的是要告訴鄉親，任何時間有病痛，不要怕，有我在！

六月三日，我前往位於南迴公路邊的衛生所報到。達仁鄉位於台九線邊緣，距離台東市區六十公里，車程大約一小時，環抱大武鄉，北臨金峰、太麻里鄉，南接屏東縣牡丹、獅子鄉。衛生所是鄉內唯一的醫療院所，除此之外，距離最近的就醫資源是約半小時車程外的大武及太麻里鄉境內的診所。

根據原民會的資料，全台灣共有三十個原住民鄉，加起來一共有七百一十個部落，一個鄉一個衛生所，但並不一定每一個部落都有衛生室。

早期在衛生所服務的醫師，不是快退休的資深老前輩，就是外地來蜻蜓點水的醫師，因為達仁鄉不只是窮鄉僻壤，交通又非常不便，衛生所醫師的薪資又遠不如他處，所以過去數十年來，很少有醫師願意前來服務。

事實上，近十幾年來，衛生署對山地離島地區醫療資源的挹注不遺餘力。以蘭嶼為例，因為偏遠而封閉的孤島特性，不但醫療設備的擴充總是被列為最優先補助的對象，醫師也有三個員額編制，是目前全國山地鄉服務醫師人數最多的衛生所，而為了讓更多醫師投入，在蘭嶼服務的醫師不但薪資較其他地區高，服務年資更是採一年抵兩年計，所以這些年來，蘭嶼鄉衛生所從來不欠缺醫師，還有新進醫師排隊等著進蘭嶼服務。

而與台東縣其他地區相較，台東市區是本縣醫療資源最豐沛的區域，花東海岸線診所林立，又有署立台東醫院成功分院負責二十四小時急診。至於花東縱谷線，光是池上和關山兩地就有十幾間診所，夜間及假日更有關山慈濟分院把關。

但回頭看看南迴線的太麻里以南地區，在我返鄉服務之前，夜間及假日完全沒有醫療院所提供診療服務。衛生所下班後，民眾一有急病，不但需要花費千餘元的車資，包車到台東市區就醫，往返的時間更是折煞病患及家屬的身心。

大武鄉倒還罷了，村落集中，道路也還算平坦，而達仁鄉不僅鄉境廣闊，往來山路也崎嶇不平，遇雨更是極易坍塌。因此，我剛回鄉時，眼見家鄉就醫資源如此貧乏，心想達仁的鄉親們一樣每個月繳健保費，為什麼他們不能和一般人一樣，擁有相同的醫療照護？

偏遠山區的一人醫師

剛回來的時候，衛生所百廢待舉，不僅看診空間狹窄，許多醫療儀器也付之闕如，常用藥品天殘地缺，來看診的病患更是零零星星。儘管環境如此惡劣，我卻完全不想低頭，我相信，我雖然只是偏遠山區的一人醫師，但只要我願意付出，我一定可以有所作為，也一定可以為偏遠部落爭取更多的醫療關注與資源。

回鄉前半年，我一直住在部落裡的老家，每到半夜，經常會有人拍打我的房門，大叫：「主任，主任，我家有人出了緊急狀況，請您快點過來看看。」當時，不論多晚，我總是馬上跟著對方走，也是在當時，我擬定了心中的願景：將來我一定要努力推動在地二十四小時的急診服務，以消除鄉親上班時間外的生病恐懼。

為了使自己更順利支援醫院的急診，隔年我搬到台東市區，但對於鄉親的緊急醫療需求，始終耿耿於懷。無奈當時全鄉只有我一位醫師，根本分身乏術，後來我找上隔壁大武鄉衛生所的吳主任，告訴他我心中的想法。

他聽了之後，滿口答應：「沒問題，學長，若你的計畫能夠達成，我會全力幫忙。」雖然有吳主任的全力支持，但我知道要推動這項工作，阻力還是非常大，除了要有相當的經費支援，還需要足夠的醫師人力來分擔值班，絕不是一朝一夕就能達成，所以我決定採逐步漸進的方式。

二〇〇三年起，我加開每週三天的夜間門診及週日門診，以延長診療時段，方便民眾就醫。

隔年，我連週六門診也加了進來，此時我每月的上班時數已突破三百小時，而巡迴醫療的路程每週將近兩百八十公里，平均每個月就要環繞台灣一周，若再加上每天一百二十公里的通勤車程，我更是每星期就要繞全台一圈。

隨著我們不斷提高醫療服務品質，三年之間衛生所的就診病患多出六倍之多，還好假日門診有吳主任協助分擔，稍稍減輕了我的工作負荷。

但我心裡還是有一絲遺憾，畢竟這中間還是有醫療停擺的空檔。

雖然距離二十四小時的醫療服務還有一大段路，我依然沒有放棄，持續向上級發出訊息，也在公開場合對鄉親提到自己的理想與抱負，我時時想像著夢想實現的那一刻。

關於南迴線緊急醫療站的構想，其實是大武、達仁等地約一萬多民眾的共同心聲和渴望，十幾年來不斷由民意代表提出建議，但因醫師人力的極度缺乏，從來沒有一個醫生及醫療院所願意犧牲晚間和假期的休息時間配合。

而我當時覺得身為達仁的子弟，我想趁著自己年輕，還有能力時，多盡一份責任和義務。畢竟，我是目前唯一達仁鄉出身的專業醫師，如果我不多做，還有誰來做？

繞過好幾座山的巡迴醫療

二〇〇六年三月份，負責南迴線緊急醫療的大武二十四小時急救站正式啟動，當時衛生所就只有我一位醫師，我住在距離衛生所約六十公里路程的台東市區。每週一早上，我要開大約一個小時的車程到衛生所看門診，中午吃完飯，稍作休息，下午再趕到半個小時車程外的台坂村巡迴醫療，晚上又要繞過一座山到隔壁的土坂村看夜間門診。

因土坂村是本鄉人口最多的村莊，週一的夜間門診人數動輒四五十人次，看完診大都已九點多，再開一小時的車回到家，洗完澡，東摸西摸大約十二點，就寢時間也到了。

星期二早上要開五十多分鐘的路程到大武，再轉入迂迴曲折的山道，花二十多分鐘到本鄉海拔最高的新化村巡迴醫療，下午則回衛生所看門診，晚上六點則要到大武急救站，值夜班急診到早上八點，起床後又要趕到三十公里外的土坂村巡迴醫療，週三下午則是我一個禮拜中唯一可以稍作喘息的時間。

星期四早上，我又得飛車前往全縣最南邊與屏東縣交界的森永部落巡迴醫療，下午再回衛生所看門診兼施打小兒預防注射，晚上則又要到半小時車程外的土坂村夜間門診。

週五則是一整天待在衛生所看門診，週六日則輪值大武急救站二十四小時的班

（通常每個月三至四班）。

這還只是每週固定的行程，一般來說，我常會禁不住署立台東醫院醫師的哀求，每個月擠出幾個晚間的空檔到署立台東醫院值大夜班急診。

算一算我每個月的工作時數已經超過四百小時，然而我自恃年輕，毫不在意，從那時候開始，大家都叫我「超人醫師」。

我就是要等你回來

一聽到他們這樣說，我又怎麼放得下心去休假呢？

有天下班前，衛生所的人事再度提醒我：「主任，已經年底了，你大約還有十天的年假，趕快找時間休吧。」

我在心裡嘆息，唉，依賴我的病人這麼多，我哪裡找得出時間放假？今年的年假恐怕又要憑空消失了。事實上，回鄉服務這些年，我的假期大都獻給了達仁的鄉親。

我要先聲明，我絕不是工作狂。事實上，我喜歡旅遊，也渴望過有更多休閒時間的生活。原以為回到台東後，可以享受更多悠閒的時光，但當我親眼目睹家鄉醫療資源的極度缺乏，鄉親們一張張純真的笑臉，和一個個病痛的軀體，在在都成了我肩上的負擔和心中的牽掛。

印象中，我極少放三天以上的假。每次放假前，我都要仔細考慮再三，心想著我這一休診，那些平日仰賴我的病患怎麼辦。

有一回因為到外縣市出差上課，我連續休了三天的診。一個頭部外傷的病人，頭皮上有一道大約七八公分的撕裂傷，血流得像髮膠一樣，將頭髮黏成了糊糊的一團。當我出差回來看診後，他才跑來找我。

看著他血液已凝結成塊的傷口，我問他多久了。

他才怯怯懦懦地回答：「已經一個禮拜了，因為衛生所的人告訴我你不在。」

我大吃一驚，對他說：「你不會先去找別的醫生嗎？」

但他卻用十分堅決的語氣回我：「不，我就是要等你回來。我想讓你幫我處理傷口，因為我只信任你。」

在我中風住院了近七個月，重回衛生所工作後，雖然所裡多了一位醫師幫忙，但很多病人還是習慣一定要找我看病。記得剛回來看診時，有一些高血壓、糖尿病等慢性病患逐漸重回衛生所看診拿藥。

我一翻開病歷，嚇一大跳：「你怎麼停藥半年了？你不知道糖尿病一定要每天服藥控制嗎？」

我以責備的語氣問他們，結果反而被他們罵了回來：「都是你啦，誰教你要生病，害我們服藥的規律性都被打亂了。」

一聽到他們這樣說，我又怎麼放得下心去休假呢？

最難以忘懷的死亡診斷書

朱爺爺有好幾次因為呼吸困難，要叫救護車送他去醫院時，卻被他婉拒，嘴裡只是不斷嚷著：「燒餅，燒餅，我只要燒餅。」

朱爺爺是一位帕金森氏症的患者，又因慢性阻塞性肺病及痛風性關節病變而不良於行，但他每星期都固定會請真珠婆婆或女兒，帶著健保卡到土坂衛生室掛號拿藥。

如果時間允許，我都會請司機載我到他家親自為他診視病況，或許過去他和我外公是一起墾荒的老朋友，每次看到他，我總會不自禁地想起過世的外公，因此對於他，我始終有一份獨特的親切感。

真珠婆婆和他女兒曾不只一次向我提及，朱爺爺有好幾次因為呼吸困難，要叫救護車送他去醫院時，他卻搖頭拒絕，嘴裡只是不斷嚷著：「燒餅，燒餅，我只要燒餅。」

一開始她們不懂為什麼這個時候朱爺爺突然想吃燒餅，而山上又哪來的燒餅可買？後來聽久了，他們總算聽清楚了，原來朱爺爺說的是：「超斌，超斌，我只要我超斌替我看病。」

所以每次看到他病懨懨躺在床上時，我總會特別感到一陣莫名的難過，但只要看到經過我的悉心治療，又能起床行走後，我又會感到無比的高興和欣慰。

我知道與過去許多忠實的老病患一樣，總有一天他還是會離開人世，我還是得和他揮淚道別，但我相信我永遠不會忘記朱爺爺帶著他那不由自主抖動的雙手，用顫抖的語聲對我訴說身體病痛的情景。

雖然過去很多的醫界前輩曾經再三告誡我們，當醫生這一行，感情不能放太多，有時候甚至必須刻意抱持冷漠的態度去看待病患的生死，否則你會負荷不了自己豐富情感所帶來的悲傷與哀愁。但面對家鄉這麼多信任及仰賴我的病患，我怎麼可能放得下？

二〇〇八年四月初，我突然覺得身體很不舒服，不時頭暈目眩，原本無力的左半邊身體，張力也明顯增強，我心想，難道有什麼事要發生了？四月七日早晨，我就接到了一個讓人極度錯愕與悲傷的消息，我最疼惜的朱爺爺過世了。

只要一想到那既顫抖又堅定的燒餅呼喚聲，再也不可能聽到，我心裡就無限悲痛與失落。

前往朱爺爺家中做行政相驗時，望著他熟悉又安詳的臉龐。我在心裡禱告，朱爺爺，您辛苦了，一路好走，回到天父那兒去吧。於是，在極端不捨與難過的複雜情緒下，我開出了最難以忘懷的死亡診斷書。

只有你知道我的病痛在哪裡

為什麼要開那麼多天的藥，害我上個禮拜不能來看病？

自從我第一次踏上新化這個部落巡迴醫療以來，雲婆婆就一直是我在達仁鄉的天字第一號病人。她幾乎每個星期都固定會到新化衛生室報到，向我娓娓訴說身體的病痛。

對於她的疑問，我也都不厭其煩地在她耳邊輕輕的解釋。她常向我抱怨過去來看診的醫生都不會說排灣話，每次找他們看病都是雞同鴨講、不知所云，所以她經常對我說：「有你真好。你聽得懂我說的話，知道我的病痛在哪裡。」

也因為如此，每次星期二遇到開會、上課或放假，我總是考慮再三，因為心裡實在捨不得停掉每週一次的新化村巡迴醫療，捨不得那些信任及依賴我的老病人。

雲婆婆，年近九十，沒有老伴，膝下也無子孫，一個人獨居在距衛生室大約兩百公尺的破舊老房子裡。

我還記得之前每個星期二的早晨，當我開車上山到新化衛生室的途中，總會看到她老人家佝僂的身影，拄著枴杖，一步一步地走到衛生室，我通常都會停下車來順便載她一程。

我永遠不會忘記有一次因我心疼她每個禮拜要大老遠，那麼辛苦地走到衛生室，所以特地多開了七天的藥。

沒想到兩個星期之後，她卻跑來診間罵我：「你為什麼要開那麼多天的藥？害我上個禮拜不能來看病。」

那一刻，我才恍然大悟，原來，在她的眼中，我不僅僅是一個醫治身體病痛的醫師，更是她每星期固定要傾吐的對象。

我病倒住院期間，聽說許多新化的老人家都在為我祈禱和哭泣。當我返回工作崗位，頭一次再回新化部落做巡迴醫療時，看到許久不見的老面孔，不但他們欣喜若狂，我自己的心情更是激動不已。

特別是再見到雲婆婆的那一刻，她緊緊握住我的手，眼角也泛著淚光。我告訴自己，這些日子以來，我雖然受了很多很多的苦，但能再看到這些充滿喜悅的笑容，這一切都值得了。

二〇〇八年五月，之前在北醫念書時認識的台北商專小學妹，也就是當時TVBS的名主播，拉娃谷幸前來衛生所採訪，她提到想藉由報導衛生所以及我個人的故事，帶出偏遠地區醫療資源缺乏的現狀，希望能引起更多的關注。

多年不見，她的面容和身材依稀沒變，反倒是我自己的心境已大不相同，聽到她不斷指著我，興奮地對旁人說：「你們知道嗎？他在學生時代可是我們這個圈子裡的大哥大……」

為了使拉娃谷幸能了解達仁鄉極為獨特的醫療環境，我特地帶她到部落繞了一圈，順便去探訪久違不見的雲婆婆。

在為她診察及對話的過程裡，雲婆婆不斷地問我：「你好面熟喔，但我想不起來你到底是誰。」

我聽了心裡一陣難過。心想雲婆婆年事已高，記憶力逐漸消退，可能是得了老年失智症，但我能幫她什麼忙呢？

直到要離去的那一刻，雲婆婆才突然大叫一聲：「啊，我想起來了，你是徐老師的兒子，是不是？」那一刻，我激動不已，全身幾乎顫抖。

看著雲婆婆眼角的淚光，我知道，那是雲婆婆的眼，天使之淚呀！

流氓醫生

那個傢伙真的是醫生嗎？

當年我還在奇美醫院看診時，由於不修邊幅，也不太講究穿著，與任何人相處更是從來不會擺出一副醫師架子，所以在同事眼中，我只是一個很好相處的傢伙。

護理人員很少稱呼我「徐醫師」，他們都直呼我的綽號──剉冰（閩南語），最後連醫院的行政人員和志工也都跟著這麼叫，害得一位常來急診室掃地的環保工友以為我姓「剉」。

有一回他在樓梯間遇到我，便親切地用閩南語向我打聲招呼：「剉醫師，你好。」我愣在當場，哭笑不得。

有一天，一位朋友的母親身體不舒服，我那位朋友帶她來找我看病，後來她告訴我，她媽媽回去後一直問她：「那個傢伙真的是醫生嗎？怎麼那麼平易近人？根本不像一般醫生給人的印象，他看起來反而比較像流氓。」結果「流氓醫生」的外號也開始在同事朋友間流傳。

回達仁鄉看診之後，也許是天性如此，我從來沒改變過我的行事作風，依然與同事、病患談天說笑，因為我從來不認為醫師比其他行業尊貴多少，相反的，我覺得白袍穿在身上，只是肩上多了一份責任感與使命感。

有趣的是，回到自己的家鄉，親朋好友對我的信任和依賴，我可以理解，但對於那些我從未接觸過，住在達仁鄉的少數閩南人及外省人，他們對我的忠誠與信賴卻絕對不下於自己的族人，這點反倒使我驚奇不已。

在這裡，完全看不到族群的衝突與分裂，只有大家相互依賴及和諧地生活在一起，例如安朔村的廖老伯及陳涂女士，每次在診間看到我總是笑逐顏開地對我說：

「主任，我運氣真好，今天碰到你看診。」

廖老伯更是直言：「我來衛生所之前，一定會先打電話來，確定是你看診，我才會來。」

老實說，在被封為「流氓醫生」後，我時常站在鏡子前，仔細看自己的模樣，我問我自己：「我看起來真的不像醫生嗎？那所謂的醫生到底應該長什麼樣子？」

有時候，我會想起剛回達仁時，廖老伯對我說過的一段話：「主任，你知道嗎？過去我們遇過的醫生，看起來都是一副高高在上的模樣，看診時都面無表情、冷若冰霜，你要知道我們病人是因為身體不適才來看病，不是來看醫生擺臉色的，只有你不一樣。我看過很多醫師，但只有你會對我們面帶笑容，毫無距離地聊天說笑。在我心中，你才是真正的醫生。」

上帝讓我病倒的目的

若不是切身感受，當醫生的我也很難體會。

某日下午，潘先生又推著輪椅帶潘太太前來找我診療。一看到我，潘太太立刻彎起嘴角，給了我一個歡喜的笑容，她點點頭對我說：「主任，您好啊。」

望著她的微笑，我突然有種莫名的感慨。

潘太太，今年五十六歲，是一位左腦中風合併右側肢體乏力的患者。已經好幾年了，每隔一段時間，就會因患肢疼痛來衛生所要求打針治療。

過去每回見到她來衛生所，我常常忍不住皺眉：「又要來打針了，無力的患側怎麼可能會有疼痛的感覺？」雖然有點疑惑，我依舊會滿足她的要求，替她打止痛針。

或許她被其他的醫療院所拒絕慣了，所以每次她來，我總認為她與其他病患的心情不太一樣，她似乎是帶著朝聖者的虔誠來找我。

我病倒後，再次見到她，自己對她多了一份同病相憐的心境。

她的任何要求，我都會毫不猶豫地盡量滿足她，因為自己親身經歷過，終於明白那股疼痛感是來自患肢張力增強的緣故，而這種痛楚，病人很難用言語表達。

若不是切身感受，當醫生的我也很難體會。

晚上回到家，我不斷回想起潘太太的笑容，或許在旁人看來，那抹微笑遠不若達文西的名作「蒙娜麗莎的微笑」那樣傳頌千古，然而在我眼中，卻彷彿是看見了天堂的花朵，如此地驚豔動人。

想著想著，我突然驚覺，難道，這就是上帝讓我倒下的目的嗎？為了讓身為醫師的我能更貼近病人的苦難，為了讓我更感同身受病人受到的痛苦。

全國醫師中的「低收入戶」

剛回台東看診時，我有一個頗讓會計人員頭疼的個性。

回想起我在達仁鄉看診的點滴，就不得不提起一號人物，大安牙醫診所負責人何醫師。何醫師，宜蘭泰雅族人，外號何董，大我五屆，和我同樣是原住民公費醫師，只是他讀高雄醫學院牙醫系，我念台北醫學院醫學系。

學生時代我們從未接觸過，他畢業後分發到署立台東醫院服務，服務期滿之後在台東市區開起牙科診所，並落地生根當起台東人，我是回鄉服務後，才透過朋友介紹認識他。

雖然我們分屬不同族群，醫療專業也不一樣，但或許是我們兩人個性極為相似，工作態度也頗為雷同，酒量一樣好，同樣很會唱歌跳舞、帶動氣氛，為病患服務的熱忱更是如出一轍，所以我們兩人一見如故，從此合作無間、服務鄉民。

剛回台東看診時，我有一個頗讓會計人員頭疼的個性，就是我看診開藥從不考慮成本效益，以及收支平衡的問題，我只在乎病患服用藥物後病情是否獲得改善，而且盡量以不增加病人的經濟負擔為先。

例如：沒有健保卡的自費民眾，明明開立的處方藥品成本已經超過七八百元，但面對經濟狀況不佳的鄉親，我依然按照病人的付費能力，只酌收五十或一百元，甚至做免費服務。

而衛生所內的慢性病用藥，我也大都使用純度與療效較佳，但相對的，進藥成本也比較貴的原廠藥品，這不但使得我常遭會計同事抗議，也讓經常跑衛生所的藥商驚嘆不已，於是，我經常自嘲自己是全國醫師中的「低收入戶」。

何醫師也是與我有相同個性的人，和大多數的牙醫師不一樣，他處理蛀牙病患，從不會為了賺取高額的假牙費用而鼓勵病人拔牙換裝假牙或植牙。他總是先盡力挽救病患原本的牙齒，不得已才會換假牙。因此，我們認識沒多久就彼此惺惺相惜而成了莫逆之交。

二〇〇四年，因為大武、達仁地區幾乎沒有合格的牙醫，所以我特地拜託他每週三早上來衛生所為鄉親做牙科的診療服務，雖然他診所的患者眾多，台東市到達仁鄉的車程又相當遙遠，但他仍舊毫不猶豫地一口答應了。

從那個時候起，在睽違數十年之後，大武、達仁地區的民眾終於有了專業牙醫師的看診服務，而本所每年的整合性篩檢活動，他也與我們一起一大早起床前來為鄉親做口腔檢查，並義務充當我的司機，這份難能可貴的情義相挺，讓我萬分感動，這才是真正的兄弟呀。

醫師的價值

回鄉服務後，我才真正學習如何當一位好醫生。

很多人問過我在台南與台東行醫的心情和感想有什麼不同。其實，我也常問我自己這個問題。

在奇美醫院的急診室，病人之多，遠遠超過一般人的想像，即使是半夜兩三點，急診室仍像剛開市的菜市場一樣熱鬧擁擠，鬧哄哄地。

身為急診醫師，一方面要極力安撫病患和家屬的情緒，一方面要竭盡心力在最短的時間內正確地診斷病人的病症，並做最快、最好的處置。在這樣巨大的壓力之下，就像魔鬼般的訓練，很容易讓人學得一身真實的好醫術及用鼻子快速診斷病情的好本領。

從台南到台東，從都市的繁華生活到窮鄉僻壤的單調寂寥，從極為忙碌到只有少數病患可看，從豐厚收入到微薄薪水，這一切看來，好像需要極大的調適，但當我用心提升衛生所的醫療品質，且逐漸獲得病患的信賴時，門診病患及收入也跟著增加。

更重要的是，我發現鄉下的病患與都會區的病人有非常大的不同，他們非常尊敬醫師，幾乎每位病人看完診離去之前都會深深鞠躬，向我說聲謝謝。這是我在奇美醫院看診時幾乎從來沒遇到過的。

過去在醫院急診室時，因為病患眾多，且一個病人看過一次之後可能都不會有機會再相遇，所以看病開藥都是依照自己的專業知識，幾乎沒有機會特別叮嚀或關心病人是否按照醫囑服藥，或者了解病人用藥之後的病況。

回鄉服務後情況就大不相同了，因為大多數的病患都跟我有濃厚的血緣關係，且絕大部分病患可能一而再、再而三地前來看診，我開處方不再單純以醫師的專業用藥知識去開。

我開始學會以病人的生活作息，以及用藥方便性的角度去思考如何開立對病人最適當的處方，並時常去檢視病人服用藥物後的反應，是否需要調整藥物或劑量等等。

所以可以這麼說——我在奇美醫院學習到當一位好醫師的基本技術，然而在回達仁服務後，我才真正開始學會如何當一位好醫生。

我們信任你，我們把病人的身體交給你

記得剛回台東服務時，因台東地區急診醫療品質的水準比起其他地區落後太多，所以每週都會抽空到署立台東醫院急診室支援急診醫療。

有一天晚上，半夜救護車送來一位鄉親。我已經記不得病人叫什麼名字，但我

永遠忘不了當天晚上的情景——病人送來時，已無呼吸心跳，呈現到院前死亡的跡象，做完插管和胸部按壓的基本程序後，在急救半途中，當我正思考該如何告知家屬病患的情況不樂觀時，卻看見家屬已經陸陸續續來到急診室門口，於是我前去簡單敘述了目前的狀況，家屬的回答令我當時震撼不已，也讓我至今都記憶猶新，難以忘懷。

他們說：「沒關係，主任，我們信任你。你就做你該做的。我們把病人的身體交給你，把病人的生命交給上帝。」

或許在都市的大醫院裡，醫師可以得到應有的社會地位和豐厚的收入，但唯有到偏遠地區服務，醫生才能真正找到身為一位醫師最崇高的價值，那就是當病患解除病痛時，真誠展露的燦爛笑容。

神醫的祕密

擔任醫生十多年，每次我在醫治病人遇到瓶頸或束手無策時，總是會想起外婆。

小時候，當我陪擔任巫師的外婆在村子裡醫治病人時，常會看見一些原本病懨懨的病患，在經過外婆的醫治後神奇地好轉，當時就讓我深感驚奇。

以前常聽媽媽說外婆當年是鄰近幾個部落相當知名的巫師，她們小時候根本不愁吃穿，因為家中總有許多病家贈送的物品，目前村子裡僅存的幾位巫師也都是外婆當年的徒子徒孫。

我剛讀醫學院時，曾私底下偷偷問外婆：「您治病的本事，到底是真的，還是假的？您那些道具都是些什麼東西？您口中又都念些什麼？」

外婆神祕地對我微笑：「其實，我也不知道是怎麼治好病人的。我只是在跟醫神溝通，請祂幫忙醫治病患。」我想，或許傳統醫學的領域，有很多是現代科學所無法解釋的。外婆的醫術，也許在精神層面的意義遠大於實際的醫療本質。

現代的醫學雖然非常發達，各項疾病的診斷和治療進步神速，但對於人體結構的神奇運作與生命的奧妙，人類至今還是難窺堂奧。

擔任醫生十多年，每次我在醫治病人遇到瓶頸或束手無策時，總是會想起外婆。心想要是人間真有醫神就好了，我願意用我所有的一切去懇求祂，求祂教導我醫治病人的方法。

自從我回鄉服務後，幾乎每一個村莊都會有幾位非得要我看診的病患，如土坂村的朱爺爺、台坂村的尤老先生、新化村的雲婆婆、安朔村的阿菊阿嬤、森永村的玉坤阿公、復興路的廖老伯等等，他們每次來找我看病，總會舉起大拇指讚許我說：「主任，你開的藥方真的很好，我吃了很有效，以後我不會再去看別的醫生了。我只要找你治療就好了。」

聽到這些話，就像一股股真誠的暖流，但我心裡也總是會想，是你們太厚愛我了。我開的藥再平常不過，只要稍有本事的醫生都會開，你們覺得我開的藥很好、很有效，那是因為我願意耐心地傾聽你們訴說病痛，你們相當信任我罷了，或許所謂神醫，也不過就是如此。

給病人需要的才最重要

無論我怎麼勸他，老先生都執意不肯。我只好與他約法三章。

有一天下午，我到台坂村做巡迴醫療，來了一位我等待已久的稀客黃先生。他第一次來看我的門診是兩三個月前的事，當時他因右腳罹患蜂窩性組織炎，剛從台東某家醫院出院。

他告訴我他已經住院治療了一段時間，那裡的外科醫師說他腳傷的情況必須轉至醫學中心接受植皮手術才能好轉，但他卻因經濟因素，根本無法前往外地治療，只好前來找我。

我看著他既化膿又佈滿纖維組織的傷口，以及周邊發紅腫脹的軟組織，實在沒什麼把握能將他的傷口治好，然而想到病患既然有生活上的困難，我就應該盡量幫他。

於是我先後幫他做了三次的清創手術，並再三囑咐他，一定要按時服用抗生素，並定時回診換藥。如果順利，傷口大概需要三個月的時間復元，但黃先生卻常以上山工作的理由，鮮少回診，使得我這些日子以來時時擔心他腳傷的狀況。

在千呼萬喚之下，今天他終於再度回來複診。

在打開覆蓋傷口紗布的那一剎那，我的一顆心緊張得幾乎要跳出來，深怕看到的是慘不忍睹的情況，然而出乎我意料的，他腳上的傷口非但沒有惡化，反而癒合得相當良好。

這不禁讓我想起大約三四年前，我剛回達仁，在衛生所遇到一位外省老伯伯，他的手被毒蛇咬傷第三天了，才來門診找我，因為沒有及時施打抗蛇毒血清，他手上的傷口轉為蜂窩性組織炎而腫脹不已。

當時我極力說服他趕快到醫院住院，定時施打抗生素，以避免敗血症的情況發生，但老先生說他根本沒有多餘的錢住院，再加上他單身獨居，如果他住院，那誰來幫他照顧家裡。

無論我怎麼勸他，老先生都執意不肯。

我只好與他約法三章，規定他每天一早就要來衛生所報到，施打抗生素，一直到打完三次的劑量才能回家。老先生答應並照做了，沒想到數天後，他手上的蜂窩性組織炎竟奇蹟似地完全好了。

這兩次的經驗都發生在偏遠而簡陋的衛生所，讓一向自認為具有醫學中心主治醫師資歷的我，也不得不感嘆人體神奇的運作與生命的奧妙，即使是身為醫師，也是難以測度。

最近一個多月來，每週三的土坂部落巡迴醫療，都會固定去探望久病臥床的白老太太，看看她褥瘡的傷口。

第一次見到她時，看著她羸弱的身軀，以及嚴重的褥瘡傷勢，我原以為她將不久人世，但這幾回看她時，不但褥瘡傷口癒合好到超出我所預期，她的氣色看起來也異常良好，我想或許是住在山上的人天生體質較好，心情也較開朗樂觀的緣故吧。

前陣子，當我回奇美醫院上重症醫學的課程時，我與一位也擔任講師的老同事閒聊，提及我將來有意轉任加護病房的專任醫師，我告訴他我還是對處理急重症病患較有興趣。

沒想到他回我說：「別聽我們講那麼多學理的東西，不管我們怎麼努力，大部分加護病房的病人還是有可能說走就走，我們根本使不上力，所以給病人真正需要的才是最重要。」我聽了頓時啞口無言，思索良久。

晚上回到家，黃先生神奇般完全癒合的足部傷口依然深刻印在我腦海裡，我突然想起很久以前在書上看過的一段話：藥物的作用，其實只是在取悅病人，直到他自己的身體醫好自己。

過去在台南奇美醫院急診室服務時，因每月的急診人數高達一萬人次，每天上班不知要面臨多少次的急救病患，且經常要向家屬宣告病患死亡的訊息，當時我感受到的是生命的脆弱與現代醫療不可及之處，然而回鄉服務這些年來，我經歷到的卻是生命本身堅強的韌性。所以，我不禁問自己，到底治癒病人的疾病是靠著醫生的醫術，還是病患本身自癒的能力？

儘管心裡早已七上八下、六神無主，我還是強作鎮定：「沒問題，看我的。」

冒牌建築師

二〇〇二年六月，懷著滿腔的熱血，我回到達仁鄉衛生所服務，但一看到衛生所及各村衛生室破舊不堪且狹小擁擠，不禁倒抽一口涼氣。

在我印象中，衛生所原本是在本鄉的最大部落土坂村內，後來因交通不便的因素，所以與鄉內其他行政機關一起遷移到南迴公路邊的安朔村。最近一次改建是在民國七十一年，算一算現有的衛生所建築也將近有三十年的歷史，不僅內部空間狹隘，早已不敷使用，屋頂和牆壁更是處處龜裂。

因此剛到任時，為了提升本所的醫療服務品質，除了從奇美醫院帶回嶄新的醫療觀念，並全面更新所裡的各種藥物及各項醫療儀器之外，另一個重要的任務就是積極爭取衛生所的重建工程計畫。

回鄉的第一年，即開始著手向衛生署提出申請重建工程的計畫。隔年初，內政部建築工程的專員親自前來勘察，發現本鄉衛生所及各村衛生室，不只空間不足，更時時有龜裂崩塌的可能，確實需要全面重建。

他們希望我們在四月份就提出重建工程的草圖至衛生署送審，但時間緊迫，更艱難的是，身為醫生的我，根本不懂工程，而衛生局的承辦人員也是才剛接這項業務的新手，我們根本不知道「工程審圖」需要事先遴選建築師，接著請建築師規劃建築物的設計草圖，再請建築師拿工程設計圖到衛生署工程審查委員會進行審查。

因為時間實在太趕，我只好委託同事一位學建築設計的朋友幫我們擬了一份簡圖，我和衛生局的督導兩個人就帶了這份簡圖，不知天高地厚地搭機飛往台北審圖去了。

到了會場，還好我們是排在較後面的審查單位，但看著前面幾個衛生所都是由建築師事務所的專業人員出面，一邊放powerpoint，一邊解釋建築基地的整體規劃與水土保持計畫，也詳細解說建築物內部空間和動線設計的概念，更說明所使用建材的特性、防火設備以及防震強度等專業術語。

聽到一半，我早已頭皮發麻、坐立難安，我身旁可愛的衛生局督導還天真地拍拍我的肩膀問我：「主任，待會兒由你來解說設計圖，你沒問題吧？」

儘管心裡早已七上八下、六神無主，我還是強作鎮定：「沒問題，看我的。」

終於輪到我了，完全沒有建築設計概念的我，硬著頭皮開始看圖說故事，鼓動三寸不爛之舌，挾帶豐富的想像力，竭力把設計圖解說完。

一解說完的那一刻，在四月初的涼爽天氣裡，我卻已經像跑了十幾圈操場般大汗淋漓。

更沒想到審查的結果，在全國十幾間衛生所的激烈競逐中，我們竟然被排在該年度第一優先補助的對象。我想，要是其他衛生所的專業建築師知道我根本只是個臨時上陣的冒牌角色，可能會氣到昏倒吧。

當年爭取到四千萬元的補助經費，不知羨煞多少的衛生所，但臨走前，審查委員特地囑咐我回去後重新將建築基地與周邊道路的相對位置圖，和內部空間的詳細規劃圖重畫一遍，再來複審。我唯唯諾諾，只想趕快逃離現場。

回來後，考量到衛生所原來的基地過於狹小且腹地不夠，我開始積極尋找適當的地點，當作衛生所新大樓重建之處，在勘察過許多鄉公所的公共造產用地，並與鄉公所土地審查委員會多次協商後，最後選定距離衛生所現址不遠，佔地約五分，原為砂石場的一塊地當作未來衛生所重建工程的基地。

在好不容易取得土地使用同意後，卻因土地無償撥用與變更地目的繁複手續，光是公文往返就耗費兩年的時間，也使得當初使盡九牛二虎之力爭取到的經費，早已挪給其他衛生所重建了。

土地撥用及變更手續完成後，我們重整旗鼓，再度向衛生署叩關，這次我們學得經驗，事先委託縣政府城鄉局代為辦理建築師遴選。九十六年初，我們再次獲得衛生署青睞，爭取到三千多萬元的經費。

不幸的是，當年遇到隔壁金峰鄉衛生所因受海棠風災的侵襲，整棟建築物被河水沖走，於是必須移撥部分經費給金峰鄉衛生所，我們的經費被壓縮到兩千多萬元，又因那一年所有原物料，特別是鋼筋和水泥價格飆漲，使我們原先設計的工程圖施工成本增加不少，衛生署補助的經費根本不夠，造成重建工程三度流標。

為了使衛生所醫療保健空間及員工的辦公廳能及早改建，我們只好請建築師修改設計圖，將員工休息室和周邊設施暫時擱置，終於在二〇〇八年一月份舉行破土典禮，更在二〇〇九年二月六日正式完工啟用。

真的要感謝這一路坎坷走來，許多人的付出與協助，包括本鄉前後任鄉長的大力幫忙，鄉民代表會的鼎力支持，縣政府衛生局和城鄉局及林建築師事務所的全力配合，更要感謝本所工程承辦人員醫檢師司木炎君的辛勤奔走，才能使衛生所的重建工程有了完美的結果，我們也才能在更寬敞舒適的工作環境為所有鄉民提供更優質、更完善的醫療服務。

繞地球八圈的路程

這些都滋養著我的靈魂。

二〇〇九年一月，我們正忙著新大樓的搬遷，還得籌畫落成啟用典禮，簡直忙翻了。我們預計二月二日起在新醫療大樓展開醫療保健業務，二月六日舉辦開幕剪綵儀式。

我內心的雀躍和期望自不待言，然而這兩天上班時，一踏入舊辦公室，望著這棟矗立在南迴公路旁邊二十多年的舊建築即將走入歷史，心中卻起了一股懷舊的感傷。

記得小時候，每次跟父親離開部落出遠門，回程行經山下的大溪部落時大都已是晚上，由於父親習慣走路，又不喜歡花錢包車，所以從大溪到故鄉土坂村七公里的山路，大部分都是和爸爸一起走路回家。

小小年紀的我，望著前方迂迴的山道，心裡總會想，好遠的路啊。而每走一段路，又不禁會回頭看看，並感慨原來不知不覺，我也已經走好長的路了。回想六年多來返鄉看診的時光，起初我帶著滿腔的熱忱及理想，一路走來，蓽路藍縷。以平均每星期將近一千公里的車程計算，六年來，我在東海岸走過的路也已經超過三十萬公里。繞地球一周大約四萬公里，換算下來，這六年，我竟也繞行地球八圈之多了。

宋朝大英雄岳飛曾說：三十功名塵與土，八千里路雲和月。對我來說，這三十萬公里的路程，每一段都有我流下的血淚和辛酸，每一段也都帶來不同的豐碩的收穫，這些都滋養著我的靈魂，我也由一個狂傲莽撞的青年步入沈穩內斂的中年，只是當我期待著新大樓的完工啟用時，又不禁想起我在舊大樓看診時的點點滴滴。

人生永遠無法準備好的事

今天，我又代替上帝的角色，宣判病人的生死。

二〇〇七年十二月二十一日早上六點，署東醫院加護病房的護士小姐來電說昨晚父親的情況有變，做了一些處置，想問問我的意見，於是我立刻跳下床飛車趕到醫院。

這些日子，父親因意識改變而住進加護病房。經常半夜接到這類的電話，雖然身心疲累，但為了爸爸的病情，我還是會飛奔至醫院看情況開醫囑。

到了醫院，護士告訴我父親昨天開始出現心律不整的情形。我看了一下檢驗報告，發現爸爸的免疫反應逐漸變差，雖然我已用上了第四代的抗生素，但他的免疫力每況愈下，恐怕還是無法改善敗血症的情況，於是略微更改一些醫囑。

離去前，我在他耳邊輕聲說道：「爸爸，你要加油喔。」他的眼皮似乎動了一下。我走出兩步，又不捨地回頭望向他，發現父親的眼角竟閃爍著些許光芒，那是眼淚嗎？那是表示父親知道我來看他，所以不捨我離去嗎？

大約十點多，看診看到一半，父親的主治醫師，也是我好兄弟的紀醫師緊急來電說父親剛剛又開始出現心律不整，目前正做心肺復甦術，問我要不要現在趕過去。

我一聽，心頭像是被瞬間用力掐住。

我好想立刻奔去醫院，但看看候診區還有一些病人已掛完號在等候看診，只好回說再等我一下，耐著性子將病人處理完，馬上火速飆去醫院。

車開到半途，紀醫師卻再度來電說父親可能不行了，問我接下來要如何處理。

我在密閉的車子裡，感覺到氧氣瞬間被抽光，我沈默了幾秒，忍痛告訴紀醫師請將管子拔了，再請救護車送父親回家。

我先將父親放置在他平常躺臥的床鋪上，看著他恍如沈睡般地躺在那裡，我不禁回想起過去這幾年來，父親都是躺在這張床上向我訴說身體的病痛，如今，我卻再也幫不上忙，父親再也無法開口，想著想著眼淚差點要奪眶而出，但我強忍悲痛，告訴自己，我是長子，還有很多事等著要我決定及處理，這個時候千萬不能在別人面前掉淚。

到了晚上十點半，我藉故家裡人口太多，老家床位不夠，獨自開車回台東的住處，事實上我早已悲痛到了極點，一到家，我的眼淚像氾濫決堤的河水，怎麼樣也止不住，也像心裡突然有個巨大的黑洞，狂風呼呼地吹，我覺得冷，只能一再縮緊自己。

就像過去遇過的無數病例一樣，今天我又代替了上帝的角色，宣判病人的生死，而這個人不但是我在衛生所最忠實的病患之一，更是從小撫育養育我長大的親愛父親。

儘管過去十多年來，父親因健康狀況不佳，我心裡早有準備，而且這幾天他的病情又極不穩定，我更是時時提醒自己，父親隨時都可能離開人世。

然而當這一刻真的來臨時，我終於了解，關於至親往生這件事，不論用多少的時間或多麼看淡生死的坦然態度，人終其一生都永遠無法準備好。

十二月二十九日，是父親出殯的日子。父親明明過世好些日子了，但這幾天他的靈柩一直放在屋外的大客廳裡，我們都覺得他只是睡著了，躺在那兒，他其實並沒有離開，然而直到出殯這一刻，我們才驚覺父親真的永遠離開我們了。

明明我已經心理建設好，不在外人面前哭的，但到了蓋棺那一刻，看著父親的最後一面，我還是忍不住熱淚盈眶。

為了移開別人的注意，我趕忙請母親把父親生前的藥拿來，我把它小心翼翼地放置在父親容易取得的地方，並在他耳邊輕聲說：「爸，我就把藥放在這邊，你獨自走在黃泉路上，萬一痛風發作了，記得要吃藥，這是我特地為你準備好的，你知道嗎？」

有一種愛叫放手

那一刻，我完全了解我那不擅表達的父親。

父親剛過世這幾天，我不斷想起過往。

小時候我離家求學前，身為老師的父親常因參加講習而帶著我搭車四處跑，有一回因歸程時間太晚，錯過回台東的末班車，於是當晚我們兩人就露宿高雄車站前的公園。

父親怕我肚子餓，還特地買了個蛋糕給我，結果半夜被老鼠叼走，隔天起來我一直哭，父親說：「沒關係，我再買給你。」我才停止哭泣。

念國中時，我獨自一人在外租屋，父親因要分心照顧在台南念書的姐姐，所以平均一學年才會來看我一次。

有一年暑假，因學校要暑期輔導，臨時找不到房子住，父親特地情商一間舊旅社的防空洞借我暫住，讓我度過了兩個月別人從沒經歷過的「防空洞」生活。

國二學期中時，父親很難得來看我，他還特別帶了一罐阿華田，說是媽媽交代他拿給我的，因我不喜歡阿華田的特殊味道，於是便順手將它藏在櫃子深處。

那時候的我不太愛讀書，又迷上電動玩具，常常不到月底就把吃飯錢拿去打電動玩具花光了。記得有一個禮拜我幾乎每天都只喝熱水器（洗澡用的）的水，直到有一天我實在餓得受不了，只好翻箱倒櫃看看能否找到一些可以吃的東西，最後總算找到了那罐阿華田，由於嘴巴太久沒咀嚼東西，又厭惡它泡成奶水的味道，我便一口嚼阿華田，一口喝水。

那天剛好是我的生日，我走到陽台面對故鄉的方向，一邊唱著：祝我生日快樂，一邊流淚。雖然我當時覺得自己有點像是一隻被遺忘的小狗，被丟棄在都市的角落裡自生自滅，但我心中沒有絲毫怨恨，只有無限的感激，感謝父親送來的這罐阿華田，讓我在幾近餓昏時，能重新嘗到咀嚼的滋味。

我病倒住院期間，最放心不下的就是父親的健康，心想我不在身邊，誰要幫他治療病痛？又怕他過於擔心我而傷了自己的身體，所以他每次打電話來用字正腔圓又略帶顫抖的聲音問我：「身體好些了嗎？」我總會回答：「我好多了，就快回去上班了。」

我病後剛回衛生所看診時，有天早晨因天冷使患肢的張力增強，他看著我吃力、遲緩地從房間走到洗手間梳洗。不忍地問我：「你這個病到國外治療會不會好得更快？如果有更快、更好的治療方法，花多少錢都沒關係，你就放心地去接受治療吧。」

那一刻，我完全了解我那不擅表達的父親，是那麼迫切地希望我好轉，是那麼希望我回復以前的模樣。

這幾天我一直告訴自己，我不是早就做好心理準備了嗎？父親年紀這麼大了，又久病纏身，既然他選擇這個時間離開，我不是應該放手讓他到另一個國度去嗎？那也是我唯一能為至愛的父親，所能做的最後一件事了。

我從病人身上得到的更多

我總在診療結束時，從她佈滿皺紋的臉上，看見天使般的笑容。

由於深知自己是個極端念舊，感情又過於豐富的人，所以每到一個新的環境，我總是提醒自己千萬不要投入太多感情，以免將來離開時會依依不捨。

但我終究無法控制自己的感情釋放，每到一個地方，總會留下許多的掛念與不捨。當年醫學院畢業時，我被朋友及學弟妹們歡送了足足三個月，當初離開奇美醫院時，同事與好友更是為我餞行了六個月之久。

前幾天，村子傳來一個不幸的消息，我的老病人之一——羅先生意外落水溺斃。其實，羅先生只比我年長兩三歲，卻因沈溺杯中物，外表看來就像五十來歲的老人家。

每次他來看診，總帶著滿身的酒味，我也總是不厭其煩地對他勸說一番。我知道幫他開處方治療根本無濟於事，真正要改善他們的健康，還是要從改變他們的生活行為做起，然而，說起來容易，要確實執行，卻讓我有很深的無力感。

雖然，過去因常在村莊裡看到他搖晃走路的身影，我早已預知以他的身體狀況，大概撐不了多久的時間，但一聽到他是這樣離開人世，心裡還是有很深的遺憾。

每回在診間看診時，看著周而復始前來找我診療的病患。我不禁思考，我返鄉看診這些年來，真的給予鄉親們最需要的醫療照顧嗎？我真的如我自己所想，是被他們所需要的嗎？

每一次當我找不到答案時，我就會想起病人在看診時渴求的眼神，以及看完診後回餽給我的燦爛笑容和深深的彎腰答謝，就像安朔村的阿菊婆婆，我總會在診療結束時，從她佈滿皺紋的面容看見天使般的笑容，以及本村的周老先生，每次離開診間時，總會向我行幾近九十度的鞠躬禮。

面對這些老人家的厚愛，我覺得感激萬分，卻也受之有愧，因為，事實上，我從病人身上得到的遠比我對他們付出的多更多。

空白的處方箋

只是這張處方箋遲遲不知如何下筆，無法遞出。

有天下午，我特地提早到台坂村衛生室做巡迴醫療，原以為沒有病人會那麼早到，但當我一到達，卻發現尤老伯早已坐在衛生室門前等待。

這幾年物換星移，人事更替，曾幾何時，他已漸漸成了我的天字第一號病人。

每週一下午固定前來報到，他一直都有眩暈症的問題，但症狀卻始終反覆無常，難以根治。每回我都以同樣的處方治療，病情卻時好時壞。

他經常抱怨吃那麼久的藥都無法痊癒，不想再來拿藥了，可是卻又一再出現在我的門診。

依我的經驗，尤老伯的眩暈症屬於末梢性，以梅尼爾氏症的可能性最高，問題其實並不大，但我使用標準首選的藥物治療，效果卻又似乎不太明顯，為什麼呢？

我納悶了好久，一直到有一天，尤老伯的兩個寶貝兒子也來看診，我才終於找出真正的病因。

尤老伯的兩個兒子，比我年齡稍長，都是酒國英雄，更糟的是兩人都沒有正常的工作。整日賦閒在家，到處尋找酒攤，人生除了舉杯，似乎沒有別的大事。兩人因長年酗酒，都已有肝硬化的表徵。

在部落裡，這似乎是普遍的現象，究竟要如何解決？這其實牽涉到家庭問題與社會文化問題，很難只單純從醫療的角度執行，我深深嘆息著。

每回他們來看診，我常苦口婆心勸他們少喝一些。

在我面前，他們也表現出懊悔改過的決心，卻又總是帶著濃濃的酒味回診。

其實，我從不反對飲酒，我也常與三五好友小酌幾杯，只是我喝酒是為了紓解壓力與分享歡樂，而非借酒澆愁，自我麻醉。

近幾年，衛生所積極推動「節酒運動」，而不再強調戒酒。我們的做法是希望飲酒這件事能除罪化，並教導民眾正確的飲酒態度，至於成效如何，需要一些時間觀察。

在主流社會的壓迫排擠下，酒早已成了部落裡最大的健康殺手，然而對部落的居民而言，酒又與部落生活習慣、祭典文化息息相關，有著難以割捨的情感依賴。

由於每週必到，尤老伯的病歷早已是厚厚一大疊。

每次幫尤老伯治療，只要他的症狀稍有改善，他就會哼起歌曲，並再三向我道謝行禮後才離開，我的心情也會跟著欣慰起來，但望著他離去的背影，我看了看病歷上的處方，我深深知道無論我開再好的藥，下週他依然會再度來到我面前，訴說他的苦楚，我的心又將沈落谷底。

其實很久很久以前，在我的腦海裡，早已替他準備了另一種處方，只不過這張處方箋遲遲不知如何下筆，直到現在仍然一片空白，無法遞出。

古老頭目的面霜

之前每次到土坂做巡迴醫療時，衛生室的電話總會定時響起。

二〇〇八年七月，我接到派出所員警的電話，我的VIP病患之一——古老頭目凌晨時分與世長辭了，請我抽空相驗開具死亡證明。

傍晚回土坂夜間門診前，特地前去她的靈堂。

見她安詳地躺在棺木裡，服裝整齊，臉上也抹了點淡妝，想來她的家屬們是花了些功夫，讓她即使去世了，看起來仍不失頭目的莊嚴。

由於排灣族是雙系社會，採長嗣繼承制，不論男女，只要是排行老大，就必須承接家族一切的權利和義務，頭目的頭銜也不例外。說來也真巧，本村的三家頭目傳到這一代，正好都是女性，三個頭目也都是我在部落的老病患，其中尤以古老頭目最忠心。

我還記得之前每次到土坂做巡迴醫療時，衛生室的電話總會定時響起，她老人家因為腿部不良於行，固定要我前往診視。

每回司機載我和護理人員去採視她時，她早早就坐在住處前的椅子上等待，只要一見到我出現，立刻滔滔不絕地訴說身體的病痛與不適。

仔細看她的面容，我發覺她通常會事先在臉頰上塗抹一層面霜，所以，私底下我們都稱呼她「古力姆（CREAM）VuVu」，也就是面霜婆婆。

在我寫下她的死亡診斷書時，腦海裡又想起許多已過世的老病患，雖然我知道死亡是每個人生最後的終點，誰也躲不掉，而即使是醫術如神的醫師也無力挽回，未來我仍會不斷地跟老病人告別，但每開出一張死亡診斷書，我的心裡依然會升起無窮無盡的失落與悵然。

她只信任你

為什麼我非要找回昔日的自己？

二〇〇九年三月十六日，特別起了個大早，前往南田村探視姨婆最後一面，由於姨婆不像舅婆一樣動不動就找我看診，這幾年偶爾才會在門診見到她，因此與她的互動較少，對她的印象也一直停留在小時候和她建立起的祖孫情誼。每逢年節去南田拜年時，姨婆總會偷偷塞錢給我。

走進她的靈堂，我拉開冰櫃的窗口，觸摸她的臉頰，表姨在旁說道：「你姨婆生前只信任你一個醫生，其他醫師開的處方，她通常會擱在一邊不吃，唯有你開的藥，她才會乖乖吃完。因為她說只有超斌開的藥才適合她。」我聽了，眼眶不禁紅了起來。

週三上午，我到土坂村做巡迴醫療，柯姐姐帶著葉老太太的健保卡說她這幾天身體不舒服，要求我到府診療。

葉老太太是左腦中風合併右側肢體乏力及語言障礙的患者，因為是二度中風，所以現在無法起身走動，生活起居都由柯姐姐從旁協助。

我踏入屋內走近她的床邊，一看到我，她口中立刻咿咿啞啞，發出難以辨識的聲音，同時揮舞著手臂指指我，又指向自己的眼睛和腦側，我無法理解她要表達什麼。

柯姐姐在一旁解釋：「她說我認得你，我正在想著你，等你來看我。」看著她吃力比手畫腳的模樣，我既心疼又感動。

晚上我在姨婆家守夜，遇見了柯姐姐的妹妹，她走到身旁對我說：「那幾天媽媽好像中邪，整日說她看見許多鬼魂。我和姊姊用盡各種驅魔方式，包括點火及撒鹽等等，都無法使她安定下來，直到你去看她，或許看見醫生，她心中才有依靠，現在就平靜多了。」

隔天中午，我又去姨婆的靈堂看她，表姨再次對我說：「你姨婆病重期間，一直吵著要回家，說她住院治療那麼久，病情都沒有起色，她還是回去找超斌，只有吃你的藥，她身體才會比較舒服。」

已經好幾天了，我幾乎夜夜失眠，回想著返鄉看診將近七年來的生活點滴，我任由記憶推著走，思潮也跟著起伏不已。

看著一再上演的人生戲碼，儘管南迴公路上的人事更替不斷，然而家鄉的山林依舊青翠，陽光依然耀眼，我又想起了生病前的自己，那個意氣風發、躊躇滿志的年輕小夥子。

花開花謝、日升日落，春去春又來，兩年多了，我始終在尋回昔日自己的心境中徘徊掙扎，而今夜，有另一種聲音在我心底浮起，雖然過去的我風光璀璨，但那個一身傲骨、縱橫天下的我已永遠不再了，為什麼我非要找回昔日的自己？就算我現在身手遠不如往常矯健靈活，但對於那些長久以來對我忠誠信任、始終如一的病患而言，最重要的是我還留在人間。

有沒有另一種可能，就是這樣生了病的我，反而可以活出全新的生命？

畢竟，現在的我擁有更多過去未曾體驗的生活經歷及生命體驗，而這個嶄新的自己，我相信將更勝以往，綻放出更燦爛的光輝，就像有人說：失去燈火的時候不必害怕，你還可以看見滿天的星光。

冉伯伯的淚痕

我問他：「為什麼？我不是好端端地坐在這兒嗎？」

衛生所的年度大事——整合式篩檢活動，內容包含成人健檢及癌症篩檢終於順利完成，為了配合民眾的作息，又怕老人家空腹太久，我們都安排早上六點開始辦理。

接連跑了五個村莊，每天早上四五點就要起床準備，大家都累翻了。好不容易結束，心中也放下了一顆大石。

由於是每年必須辦理的活動，同樣的場次，相同的面孔，我們早已習慣這樣熱鬧與活絡的氣氛，雖然身體疲憊不已，但看著鄉親們熱情的參與及滿意的笑臉，心情也跟著愉悅起來。

最後一站我們安排在新大樓舉行，安朔和南田村一張張新舊交替的臉龐在眼前拂掠而過，將近九點，遠遠看到老病患冉伯伯面帶笑容地向我走來。

他坐定位後，我幫他做完學理檢查，正低頭填寫檢查結果時，卻瞥眼見到他雙眼一直凝視著我，他看著看著眼眶漸漸紅了起來，接著兩行淚水滑下他佈滿皺紋的臉頰。

我吃了一驚，趕忙問他：「冉伯伯，你怎麼了？為什麼哭了？」

他一口濃濃的山東腔，邊擦眼淚，邊用顫抖的聲音說：「主任啊，現在看到你，我都好想哭。」

我問他：「為什麼？我不是好端端地坐在這兒嗎？」

他流著淚繼續說：「我會想到你以前那麼健康、那麼有活力的模樣……」他的聲音在哽咽中戛然而止。

我何嘗不明白他的心思？要不是深怕他更加難過傷心，那一刻，我真想抱著他痛哭一場。他的每句話、每滴淚都深深觸動我的心弦，在心底彈奏出懷念與感傷的旋律。晨曦照耀著冉伯伯的淚光，閃爍不止。

望著他頰旁的淚痕，我的思緒被帶回舊大樓時代。

冉伯伯，今年八十二歲，是山東籍的外省老兵，退役後就定居在安朔村的南迴公路邊度過晚年，由於患有糖尿病及攝護腺肥大症，這幾年一直固定在衛生所取藥控制。

就像絕大多數的鄉親一樣，我們之間毫無省籍的界限及種族的隔閡，有的只是醫病之間濃厚而緊密的信任和情誼。

印象中冉伯伯火氣很大，過去常在診間與護理人員發生口角、鬧脾氣，直到我出現，他才既彎腰又道歉的。

我很清楚這種直腸子個性的人，雖然外表火爆，內心卻是至情至性，所以這些年來，我始終與他維持良好的互動關係。

以前他身邊還有位視障的伴侶，兩人經常相偕前來衛生所找我看診。我非常疼惜這兩位老人家，每回見到他們來，我都會耐心聽完他們叨叨絮絮地訴說他們的病痛史，並細心為他們診治，可惜沒多久他的老伴就過世了。

病倒後重回衛生所，每次和冉伯伯在診間相遇，他總是會舉起手，與我擊掌、握手。

下午開車回家途中，我不斷回想起冉伯伯老淚縱橫的臉孔，我幾乎可以想像那抹淚背後的含義。

在我生病期間，這些老人家曾在多少個深夜裡，為我暗彈過多少的眼淚？

chapter 5 重生

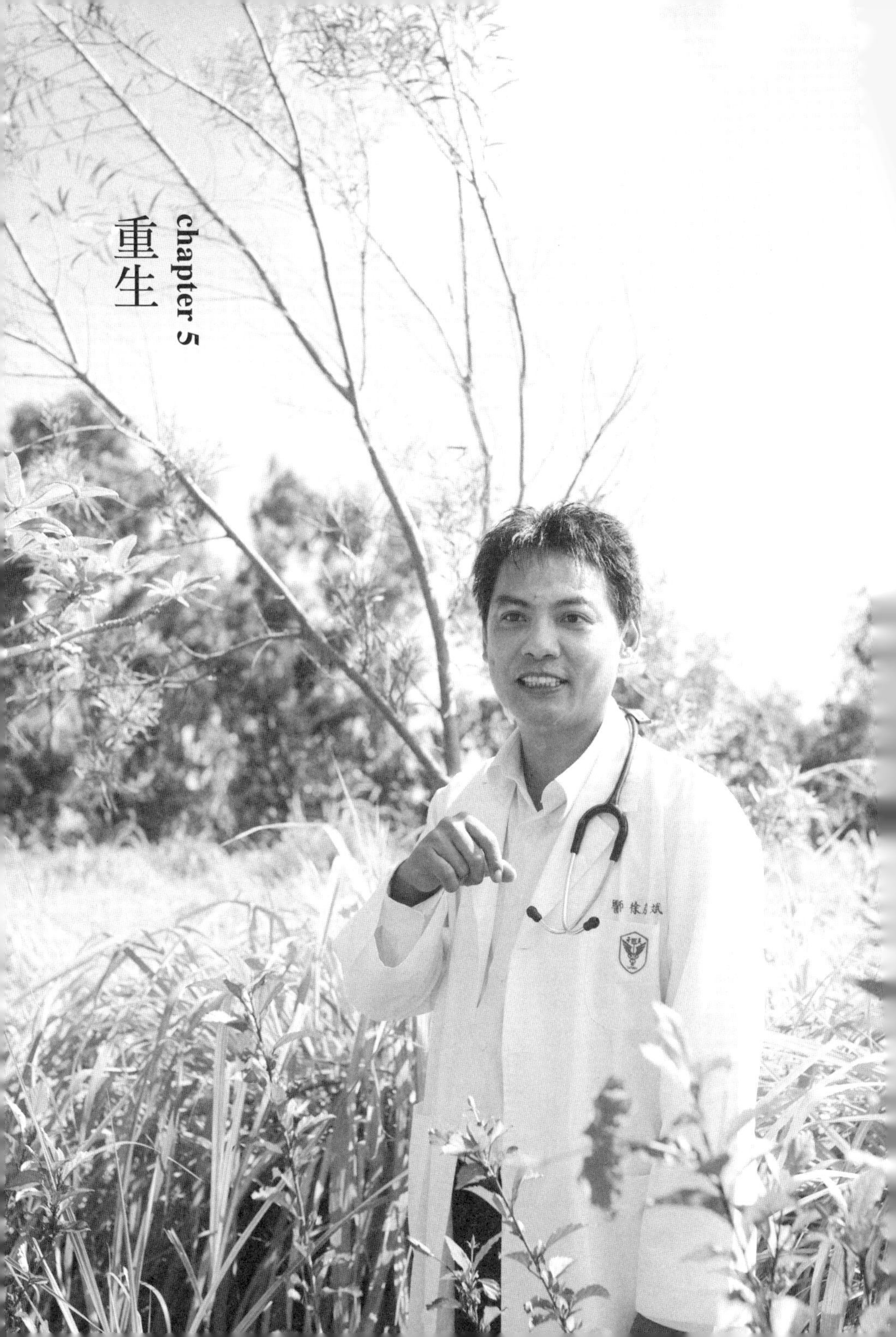

英雄的面具

我終於醒悟，父親真的老了。

不知道為什麼，一整天都坐立難安，食不下嚥，思緒一直停留在父親出殯那天的情境裡。想要堅強振作起來，卻始終提不起勁。我好想好想你啊，父親，你在天上知道嗎？

我的父親，今年七十三歲，是個退休教師。關於他的故事，七天七夜也說不完，由於父母早逝，他從小就是個孤兒，但靠著他聰明絕頂的智慧及過人的毅力，在當年那個教育環境相當落後的原住民部落裡，一路讀到師專畢業，成了鄉裡少數的高知識分子，更是臨近幾個鄉村公認的鬼才。

在民國四十年代，當時在原住民的部落裡，初中畢業就已算是稀有的人才，他卻考取在當時幾乎是天方夜譚的公費出國留學考試，只可惜因當年政府怕本國的人才出國後不願再回國，出國留學需事先繳交保證金，但身為一個孤兒，父親哪來的錢繳交保證金？因此他的留日美夢就此胎死腹中。

而他年僅二十出頭，就因為一股強烈的民族意識，與隔壁村莊的賴老師竟聯合起來，妄想成立原住民共和國（賴老師是預定的總統，而父親是副總統兼任外交部長），遭當時的警備總部跟監軟禁了好一段時間，也因為這一連串的打擊，父親深感懷才不遇，從此鬱鬱寡歡，後來又遭遇他最疼愛的二妹生病早逝，因此染上酗酒的惡習。

雖然我很早就離開家鄉到都市求學，但記憶中，父親是個非常喜愛讀書又幽默風趣的好老師，深受學生們的喜愛，但他對子女的要求卻相當的嚴格，也特別重視我們的教育，我記得小時候我和姊姊總是被要求事事都要第一名，我們從來不敢想像萬一考第二名會有什麼後果。儘管如此，在當時我幼小的心靈裡，感覺爸爸似乎永遠不會老，他的肩膀始終是我們最堅強的依靠。

有一段時期，父親因常飲酒過量而昏倒送醫，使我們一家人和一些親戚朋友都非常擔心他的身體狀況，我甚至早在大學時代就已做好父親隨時會撒手人寰的心理準備，但十幾年過去了，父親身邊一些同年代的老同事及老朋友一個個相繼地過世，父親依舊堅強的活著。

其實，我真正和父親相處的時間是從我回達仁服務後才開始的，剛回鄉時，父親的痛風性關節病變雖然嚴重，但他仍然可以正常的行走及生活，但這幾年來父親的健康狀況卻每況愈下，曾幾何時，他也漸漸地成了我在村子裡固定而忠實的病患之一。

老實說，父親因痛風導致的關節變形，是我行醫十餘年來所看過的病患當中最嚴重的，他也因反覆發作的關節疼痛，經常整日躺臥床上，每次回到老家看到他孱弱的軀體，我才終於醒悟，父親真的老了，他不再是那個當年我可以依靠的肩膀，他已逐漸轉變成需要我固定開立處方減輕疼痛的患者。

我想，在他的眼中，我也不再只是他的兒子，更是他深深信賴可以解除他身體病痛的依靠呀。父親啊，從我中風病倒，到你離開人世，我原以為自己從小堅強獨立，但隨著年歲的增長，我漸漸發現看似幽默樂觀又堅強的我，內心卻是極端脆弱與害怕寂寞，就像署東醫院一位復健治療師對我說：「你只是一個戴著英雄面具的凡人罷了。」

父親一直是我心中的英雄。也許上帝讓我生這場大病，是祂想提醒我，是我該卸下英雄面具的時候了，是我該正視自己內在，調整生命態度與步伐的時候了。

過去的我太過自信好勝，依仗著年輕氣盛及對生命的熱情，而一頭栽入健康的陷阱。如果我想繼續替信賴我的病人服務，那麼我不是更應該好好珍惜自己的身體？

你是我最後的依靠

聽完這句話，我硬著頭皮再試一次。

在基層醫療院所待久了，每天診治感冒、關節肌肉痠痛、皮膚病之類的輕症，每隔一段時間，就會產生「職業倦怠感」。

或許因為我是處理急重症專長出身，總不自覺會有龍困淺灘，無法盡情揮灑的感嘆，有時連工作的精神和心情也會受到影響。

在週一下午的台坂村巡迴醫療，一如往常，尤老先生又來衛生室報到，不知從什麼時候開始，每週一的台坂巡迴醫療，他固定都會前來找我診療。我為他診治好長一段時間了，他提到的都是一些非特異性的症狀，身體檢查也從未發覺有任何異常之處。

當我正聽著他叨叨絮絮訴說著身體的病痛時，他卻突然睜大眼睛，充滿感情地對我說：「主任，幸好有你在，不然我不知還能去哪裡，找誰看診及治療。你知不知道，你是我最後的依靠。」

我聽了猛然一驚，思緒也突然回到過往……

一九九三年，我在台北醫學大學附設醫院實習。在那個年代，實習醫師是醫院醫療的第一線，要負責新住院病人抽血打針的工作。也許是天生雙手靈巧吧，實習沒多久，我打靜脈留置針的技巧就已傳遍全院，那時大家封我為「徐一針」。

有一天，一位擔任病房護理長的學姊要求我為她病房裡的患者打靜脈留置針。

她告訴我病人是膀胱癌末患者，因好幾天沒進食了，主治醫師只好決定用靜脈點滴補充病人的營養及體力，但是因為病人久病纏身、長期臥床，皮膚表面的靜脈早已萎縮塌陷，她找了許多高手幫忙都無法打上，所以點滴已擱置一個星期了，聽說我很會打針，所以找我試試。

原本我並沒把握，但很幸運地，我一針就打上了。正當學姊極力讚許我時，我只回了一句：「打靜脈留置針只是醫療行為裡的一件小事，當醫生會打針沒什麼值得高興的啊。」

沒想到學姊一臉嚴肅地對我說：「學弟，你錯了。對醫生來說，打針也許只是小事，但對病患來說，卻是件大事，因為針是打在病人身上，疼痛的輕重，病人最能直接感受。」我聽了慚愧不已。

那段時期，我甚至常在下班後接到病房護士打來的電話：「徐醫師，有病人堅持指定要你幫他打針，你可以回院幫忙嗎？」

某日，加護病房的護理長請我幫忙為一個病人打動脈留置針，她說找了很多人施打都失敗了，最後想到我。

我前去施打時，由於病患意識太過清楚，動脈又位於肌肉深層，施打時疼痛指數遠比靜脈留置針還高數倍，所以病人縮手掙扎的反應激烈，我連打三針都不順暢，正想宣告放棄時，卻聽加護病房的護理長在一旁說：「徐醫師，你千萬別放棄，你已經是我們全院的最後一線希望。你若放棄，我們不知道還能找誰。」

聽完這句話，我硬著頭皮再試一次，最後總算打上了。

週二早上在新化村做巡迴醫療時，我特地前去探望不良於行、臥病在床的陳老婆婆。一看到我，她孱弱的身軀就勉強支撐著坐起，神采也顯得煥發起來，聽她娓娓道來身體的不適，我的眼眶不禁有些濕潤。

是啊，儘管在偏遠的鄉間行醫，我所醫治的疾病都不是什麼太嚴重的病症，但對他們來說，能有一個傾聽他們心聲，醫治他們病痛的醫生卻遠比什麼都重要多了，因為就現實狀況而言，我是解除他們病痛的最後防線呀。

感受病人的感受

一開始，我總是苦口婆心地婉拒他們。

中午用餐時和一群同仁閒聊，有位同事突然抱怨：「主任，您看診時不僅病患人數多，打針的也不少，害我們跟診的護士忙壞了。」我猛然想起從我一開始踏入醫療工作，一直到現在面對病患時心境與態度的巨大轉變。

很多人都知道，台灣人愛打針及吃藥的習慣是舉世聞名的。一般民眾總認為生病時打針會比較快痊癒，但學過醫療專業知識的醫護人員都知道這其實是無稽之談，因此，記得當年我還在奇美醫院急診室看診時，經常為了糾正民眾不正確的醫藥常識，在急診室上演與要求打針或打點滴的病患及家屬爭執、拉扯的戲碼。

我剛回衛生所服務時，達仁鄉的民眾也具有許多同樣錯誤的觀念，認為打針會比較快好，點滴是萬靈丹。

一開始，我總是苦口婆心地婉拒他們。直到有一天，一位關節疼痛的患者在我認為沒有注射針劑的必要而拒絕為他打針，數天後，他又再來門診找我。

他對我說因為當天我沒幫他打針，他隔天就去隔壁鄉一家藥房取藥，並要求打針，結果那家藥房替他打了三針，馬上就見效了，但花了他不少錢。

我聽了大吃一驚，關節炎哪需要注射三針？更何況藥局怎麼能替人打針？我仔細推敲，藥房應該是幫他注射兩種鎮痛消炎劑，外加一針類固醇，當然會有效，但是對病患身體的傷害也增加不少。

當時，我既心疼患者又很自責，一方面懊悔自己為什麼不多體恤病人的感受，我想那時候病人可能真的疼痛難當又苦無醫療院所可以就醫，才只好就近找藥房處理。

後來又有一位病人，因為要求施打點滴，我認為不需要而推拒。幾天後，他回頭向我抱怨，因為我不肯，他只好轉往大武地區的診所，卻沒想到才打一瓶點滴，就被診所海削了七八百元，讓他荷包大失血。

從那時候起，面對要求打針或施打點滴的病患，我不再單純用我醫師的專業立場來看，而是學習從病人實際感受的角度去想。

我想，病患因為信任我而來找我診療，就算注射針劑對病情沒有太大益處，但只要無礙身體的健康，病患本身又覺得有所助益，心理上也比較能夠得到安慰，那麼如果由我來開處方施打針劑，至少我會注意藥物的副作用，並小心選擇藥品的種類和適當的劑量，更不會向病人索取額外的費用，這樣不是既可以避免傷害病人的健康，又可以免除病患被二度剝削？那麼我又何必過於執著專業的尊嚴，而回絕病患的哀求？

於是，在往後的行醫生涯裡，我重新調整心態，漸漸放下醫師專業的身段，試著以病患的角度來思考任何的醫療行為。

當我再度面對乞求打針的病人時，我慢慢學會從病患熱切盼望的眼神中，尋找他內心極度的渴求。

我逐漸了解到要導正他們根深柢固的觀念，絕不是一朝一夕就能達成，我若不順他們的意，他們一樣會轉往他處尋求針劑的慰藉，屆時不但要害他們花大把的冤枉錢，還可能招致健康的危害，這對他們一點好處都沒有。

回頭想起這一切，我才發現，要一位醫師放下專業與權威，試著從病患的角度與感受來處理病情，確實是一件很不容易的事，不過在所有的醫療考量中，病人的感受是最該被優先考量，且放在第一順位的，不是嗎？

「醫者父母心」，為病患的健康謀求最大的利益，原本就是醫師的天職，而處處為病患著想，也是我不斷要求自己的。我想起醫學院畢業時宣讀的「希波克拉提斯誓詞」（The oath of Hippocrates）。

准許我進入醫業時：

我鄭重地保證自己要奉獻一切為人類服務。

我將要給我的師長應有的崇敬及感戴；

我將要憑我的良心和尊嚴從事醫療；

病人的健康應為我首要的顧念；

我將要尊重病人所寄託予我的祕密；

我將要盡我的力量維護醫界的榮譽和高尚的傳統；

我的同業應視為我的同胞；

我將不容許有任何宗教、國籍、種族、政治或地位的考慮介乎我的職責和病人之間；

我對人類的生命，自受胎時起，始終寄予最高的尊敬；

即使在威脅之下，我也不運用我的醫學知識去違反人道。

我鄭重地、自主地並且以我的人格宣誓以上的誓言。

每一次，當我穿上白袍，一股豪氣就在心底滋生。記得我剛畢業到奇美醫院看診時，似乎也犯過惜言如金的毛病，但隨著年歲和經驗漸長，我逐漸懂得如何與病人相處，特別是這群鄉親，是他們一再教會我，醫師不僅僅是治病，而是治療「病人」。

把擔心默默放在心裡

忽然間，我漸漸明白那段話的含義。

曾經有人說過：「當路已走到盡頭，不代表前方已無路，而是表示該轉彎的時候到了。」一夜間門診結束，我開著車依循熟悉的山路回家，一路上腦海裡盡是這句話。

今天下午在衛生所看診時，一位住在大武鄉的老病人吳老伯見到了我。他欣喜地拍拍我的肩膀對我說：「主任，看到你身體越來越硬朗，我們都寬心了。」

我知道他沒說出口的是，從我病倒，他們就一直為我很擔心，他們擔心我會無法承受，從一個醫師變成一個病人，對一個醫生來說，是一個多麼大的打擊，更何況這位醫師再怎麼拚命復健，他身體的左半邊都不可能回復到原來的模樣了。

但他們又貼心地考慮到他們的擔心會讓我更難受，所以始終把這份擔心默默地、深深地放在心裡，一直等到我看起來好多了時，他們才敢對我表達。

我很謝謝他們，不只是對我生病時心情的照顧，更在我生病後回衛生所繼續提供醫療服務時，他們依舊絡繹不絕地前來找我診療，完全沒有因為我手腳不靈活而失去對我的信任。

忽然間，我漸漸明白那段話的含義。

過去的我，太過橫衝直撞，雖然是為著滿腔的理想往前衝，但，確實是衝過了頭，我並未考慮到自己的身體。如今，該是我放慢腳步，多為自己的身體著想的時候了，更何況，無論在奇美醫院或在達仁衛生所看診，我不也都是殷切的告訴患者，要多照顧自己的身體，如果我自己都做不到，那麼我怎麼能希望病患做到？

只有Kuisan了解我們的病痛

我腦袋瞬間轟地一聲響。這是多麼熟悉的語氣啊！

七年前，我回鄉看診，經歷七年的辛勤耕耘，當年懷抱的夢想已逐一實現，現在的衛生所不論在各項軟硬體都有長足的進步，更獲得廣大民眾的信賴。

在即將服務期滿的前夕，回首七年來的點點滴滴，忍不住問自己，我真的做到了鄉親對健康的期待與需求嗎？鄉親對醫療的真正需要又是什麼？

其實，現今的成就，只是當年我夢想中遠大藍圖的初步規劃。那時候，我甚至想過，在完成這些計畫後，未來若有機會，希望能引進更先進的醫療儀器和更完整精實的醫療團隊，進駐這個數十年來最偏遠的醫療荒漠。

然而，我心裡也很明白，在講究成本效益的現代社會，這幾乎是不可能完成的任務。因為有誰願意將大把鈔票挹注在這個人口不到萬人的偏遠山區，又有多少的優秀醫師願意降貴紆尊，忍受微薄的薪資來到這個窮鄉僻壤？對一般人來說，這不但不符合投資報酬率，也不啻浪費醫療資源。雖然明明知道這樣的願望可能永遠無法實現，然而我依然朝著這個夢想前進，而且堅持不放棄。

上週五早晨，近一年來三不五時就跑來衛生所的朱老伯又來診間報到，他說自己上腹部疼痛。

扶他躺上診療床，做完觸診後。我直覺懷疑他是肝臟出了問題，於是替他安排腹部超音波檢查，掃描結果發現他的肝臟部位果然有不正常的影像，可惜衛生所現有的超音波儀器解析度不甚佳，在沒有十足把握的情況下，只好請老伯伯到醫院做進一步且更精密的檢查。

沒想到朱伯伯用著無奈的眼神對我說：「主任，我一大把年紀了，生活不方便，又沒有交通工具，身邊也缺乏親人照料。如果我的病況，衛生所沒辦法治療，我也不想再耗費時間到醫院接受折磨，我寧願死了算了。」

我腦袋瞬間轟地一聲響。這是多麼熟悉的語氣啊！

事實上，這些年來，每當遇到衛生所無法處理的病患而必須轉介到醫院時，許多病人礙於經濟或生活的因素，常常會回我類似的話。

我當然知道他們絕非自暴自棄，也不是不愛惜自己的身體，只是長期處在醫療資源缺乏的現實，又處於社會與經濟的弱勢，早讓他們對生活養成聽天由命的豁達性格。

這並非出自於天性，而是在現實環境逼迫下，所不得不做的選擇。

所以每回聽到這樣的回答，我除了搖頭深深嘆息之外，也想問上帝，難道窮苦人家就沒有生病的權利？而人世間的公平正義又在哪裡？

前些日子，我與部落裡一位長年旅居在外的老朋友閒聊，他向我提起有一回他休假返家時，正好聽到村辦公處的廣播聲響：「各位村民，今天村莊有巡迴醫療，要看病的民眾請趕快到衛生室來。」接著他目睹一大群老人家蜂擁而出，邊走邊說：「Kuisan（日語，意指醫生）來了，我們趕緊去看病。」

但沒多久，又看見原班人馬垂頭喪氣走回來。

他好奇地問：「你們不是去看診嗎？怎麼那麼快就看完了？」

老人家回答：「不是我們的Kuisan（這裡指我），所以我們就折回來了。」

他納悶地問：「不是一樣都是醫生嗎？有什麼不同？」

老人家堅決地搖頭說：「當然不一樣，只有Kuisan才了解我們的病痛。」

昨天在新化村巡迴醫療時，巧遇了許久未見的雲婆婆，原本擔心她會因失智症而忘了我，但令人驚喜的是，經過我稍加提醒，她的眼神立刻亮了起來，還歡欣地說：「是你呀。」

與她寒暄了幾句，接著問她：「好久不見，最近身體好嗎？還有沒有繼續吃藥？」

她低頭說：「沒有啊，又沒有人幫我取藥。」離去前，我心疼地握著她的手。

晚間回到家，我一遍遍回想那一雙雙充滿無奈與渴望的眼眸。我終於漸漸明白一件事，比起高度專業的醫療團隊，偏遠地區的民眾更需要的是願意跋山涉水，傾聽他們心聲的醫生。

相較於先進的醫療技術，部落鄉親更需要的是心靈可以依賴，以及託付病體的安定感啊。

天堂的倒影

我們身上沒錢，可以用這隻山產來抵醫藥費嗎？

很久以前，我曾在書上看過兩句話：醫生是迎接生命的第一雙手，也是送走生命的最後一雙眼眸。上週新化村的柯婆婆因意外喪生，昨晚村子裡的葉老太太也因死神的召喚而過世了。

柯婆婆是高血壓患者，七年來一直固定在我的門診拿藥控制。我病後再回衛生所，她也是第一位給我溫暖擁抱的病患。

那一次在新化衛生室的診間，她向我娓娓訴說著我病倒期間，她是如何地悲傷難過，暗中流下了多少的眼淚。我感動地握著她的手。前陣子我還慶幸年事已高的她，身子依舊健康活躍，如今卻聽到她因翻車意外而過世。

葉老太太則是近兩三年來經常要我到府診治的病人。上一次去探望她還是不久前的事，雖然當時她口齒不清，但從她比手畫腳的模樣，我依然可以體會出她見到我的欣慰和喜悅，沒想到她卻在昨晚離開人世。

自從搬到新大樓看診後，衛生所也湧入大批新來的病患，尤其從臨近的大武鄉來的病人更是激增不少。這兩天的門診，大武鄉民就佔了一大半。看著一張張生面孔，卻讓我想起多年前的一對夫婦。

他們是來達仁開墾梅園的外地人。在種植梅子期間，常來衛生所看診。那時，每次他們來都會順手帶著自製的梅酒或梅醋表達感謝之意，後來他們的梅樹遭遇颱風的蹂躪，只好返回台中的老家生活。

接下來幾個月，他們依然每月大老遠從台中開車來找我診療。頭一回，還特地帶了一盒太陽餅給我。

那時我笑著對他們說：「大台中地區有那麼多的醫院診所，你們何必這般耗時費事，來我們這個偏遠的衛生所看診取藥？」

先生卻用堅定的口吻對我說：「徐主任，別罵我了。我當然知道台中有很多大有來頭的名醫，但不知道為什麼，我就是不放心吃他們開的藥。我只信任你的處方。」

上個月，因為沒錢繳交健保費而積欠衛生所不少醫藥費的陳氏兄弟（他們是外公家族的親戚，就輩分而言是我的表舅）來部落老家拜訪，手裡拿著一隻已經火烤去毛的果子狸，輕聲對我說：「大哥（他們習慣這麼稱呼我），我們身上沒錢，用這隻山產來抵醫藥費好嗎？」

儘管哭笑不得，但望著他們誠懇的眼神和憨厚的笑容，只好苦笑著收下了。

這星期三正好是我服務期滿的日子，連續幾個晚上，我不斷回想七年來一幕幕與部落病人相處的動人情節，雖然我從來沒見過天堂的景象，然而在與這許許多多深深信賴我的病患的互動下，我彷彿見到了天堂的倒影。

在那一雙雙真誠的眼神內、在每一對溫暖有力的雙手裡、在每一張堅定純真的笑臉上、在每一次熱情的擁抱，以及那毫不起眼的自製禮物和山產背後的感激中。

我能為他們做的最後一件事

我常常想起他們生前來門診找我訴苦時的臉孔。

白天太陽高照著，早上起床還暗自慶幸天氣回暖，身體張力會略微減輕時，傍晚時分溫度遽降，夜間門診前在老家吃晚餐時，心中正揣測今天晚上這麼冷，病人應該不多吧，但一到衛生室，只見狹小的土坂衛生室卻依舊擠滿了等候看診的病患。

每處理完一位病患，他們一如往常般地深深向我鞠躬，說聲謝謝。

其實我很想對他們說：「該說謝謝的人是我，雖然我已成為一個動作不太俐落的跛腳醫師，但你們對我的信賴卻絲毫都沒有改變。」

不知是因父親剛過世，還是冬天到了？我那極端念舊的老毛病又犯了，最近看診時，腦海裡常會出現以前經常出現在診間但已過世的老病患，如終日買醉，最後死於杯中物的海哥、無名氏，行動不便、碎步走路而被我笑稱神鵰俠侶的柯氏夫婦，因慢性阻塞性肺病，長年為呼吸困難所苦的陳老村長及汪老先生，雖然罹患大腸癌，做過切除手術且帶著人工肛門和膀胱造瘻，但外表看起來仍一臉儼然端莊、令人肅然起敬的森永村伍阿公，開過兩次脊椎手術，但依舊不良於行的南田黃老伯伯，有點弱智、一身髒衣，卻常在衛生所出沒的中年男子唐先生，還有在我親自做心肺復甦術的手中過世的姑姑和堂姐……

我常常想起他們生前來門診找我訴苦時的臉孔，儘管我竭盡心力想要守護他們身體的健康，然而他們也都一個個從我手中開出死亡診斷書而結束他們的一生。

我告訴自己，畢竟醫生也只是個凡人，而不是神，終究無法阻止死亡的降臨，我自己也很清楚，在未來的日子裡，只要還身在醫界，我還是會不斷地遇到老病人過世的事實，即使這條路有些孤單，我依然會挺直腰桿，勇敢地走下去。

畢竟能好好送走這些老病人，將他們受到的痛苦降到最低，既是感謝他們曾帶給我的溫暖，也是我能為他們做的最後一件事。

陌生人寄來的處方

我心中喔了一聲，心想，原來你也知道了。

我還在台南復建治療時，當時每週一、三、五都固定回奇美醫院做復健，因為我曾經在奇美醫院急診室待了五年，院內的復健治療師都知道或都聽說過我的事，因此偶爾會向其他病患提起我。

有一回，我剛到復健室，一位老病患的家屬一看到我，就在病人的耳旁輕聲地說：「你知道嗎？他是醫生，以前在奇美，現在到衛生所去了。」

想不到病患用驚訝的語氣說：「啊，醫生也會中風喔。」

老太太聽了立刻斥責他：「廢話，醫生也是人，當然也會生病呀！」

回衛生所工作後，我復健的地方從奇美醫院改成署立台東醫院及台東基督教醫院，因為我曾經在署東醫院的急診室支援，與署東醫院淵源頗深，所以院內醫護及行政人員，包括掃地整理的工友都認識我。

每次他們看到我，總會熱心地向我打聲招呼：「徐醫師，你好。」至於台東基督教醫院，心想與他們比較不熟悉，所以我去復健時，總是保持低調，盡量不讓他們知道我的身分，結果還是遇見了在署東醫院工作的一個老同事的父母。他們看到我，遠遠就熱情地大聲呼喊：「徐醫師，你好。」讓我愣在當場。

有一次，當一位職能治療師正幫我訓練左手的運動功能時，他輕聲問我：「徐醫師，你以前在其他醫院待過嗎？」我心中喔了一聲，心想，原來你也知道我是醫生了。

他說前幾天有位病患認出了我，病人說曾經在署東醫院見過我，還眼睛睜得大大地說：「這個醫生非常厲害。」

或許是身為醫師的傲氣，對於我因肢體不便成為病人，一開始，我始終難以釋懷，但當我慢慢接納自己的現況，開始認真面對真實的自己，我也總算漸漸習慣現在自己既身為醫師，又兼具病患身分的雙重角色。

前兩天接到陌生人的來信，信裡頭密密麻麻寫了幾帖治療腦中風的中藥處方。信上說他從電視上看到關於我的報導，希望這些藥方對我的身體有所幫助，並祝我早日康復。

一開始，我有點感慨，心想身為醫治病人身體的醫生，有一天竟然也變成需要外人提供祕方的無助病患了；但轉念一想，我又有些感動，如果連一位不認識的陌生人，都認同我對鄉親的付出，那麼雖然我現在的身手不如往常俐落，但畢竟，這世界上並沒有完美的人，我相信只要我的愛與熱忱還在，只要我傾聽病人的心還在，我依然是病患心中那位優秀的徐醫師。

我活著，只為能再擁抱他們

這句話，我聽在耳裡，內心卻起了無限的波瀾。

二〇〇八年一月中，我回奇美醫院上重症醫學的課時，遇到許多老同事，我與他們招呼、敘舊，相談甚歡。重回舊地，想起過去這裡曾經是我日夜辛勞，努力學習當一位優秀醫師的地方，令我感觸良多。

雖然我運氣不錯，遇到一些很有本事的醫界前輩，教導我很多基本的技術，但真正讓我得以成長的，卻是那些無以計數、病情又千變萬化的病患，他們才是在我背後推動我往前進的最好導師。

下了課，本想邀約一些老朋友一起晚餐，順便聊聊，但因身體狀況不如以往，較易疲倦，再加上行動不便，只好作罷。乖乖待在旅館裡看電視打發時間，正好看到一部叫《神鬼戰士》的舊電影，過去我雖然曾經看過這部片子，但有些劇情我早已忘記。

這回重看一遍，有些以前不太去在意的對白，此刻卻帶給了我極大的震撼。特別是劇中主角，那位羅馬北區聯合大將軍麥西穆士，在歷經無數戰役，準備返鄉時，因擔心新的羅馬皇帝會對他家人不利，在趕回家途中，他不斷向上帝祈禱：「主啊，求祢保佑我的妻兒。我活著，只為能再擁抱他們。」

這句話，我聽在耳裡，內心起了無限的波瀾。

雖然我現在無法真正體會他的心境，但我卻想起我病後重回衛生所服務時，許多老病患，尤其是一些中老年婦女，再看到我，都爭相對我說：「主任，好久不見，我們好想念，好想念你喔。來擁抱一下吧！」當時的我，只感到既感動又尷尬。

如今回想起來，我似乎漸漸明白，當初上帝沒帶我走，不就是要讓我能再度擁抱他們嗎？

勇敢的醫師與病人的勇氣

我在心裡發誓絕不讓這種事在達仁衛生所發生。

某天早上英秀姐姐又來門診找我，她說右小腿長了兩顆凸起的瘤狀物有好長一段時間了，因我之前曾經幫她縫合臉部的撕裂傷，癒合後疤痕幾乎看不出來，她對我很有信心，所以她一直等待我門診的時間，一定要找我處理。

我看了一眼，就知道是右小腿因摩擦而導致皮膚過度角化所形成的凸起，也就是俗稱的雞眼。我心裡想，英秀姊啊，我已經不是以前那一位雙手雙腳都很靈活的徐醫師呀，妳難道忘了我只剩右手還有功能嗎？

不過幸好當年我在奇美醫院看診時，因為病患眾多，曾有同時左、右手各縫一個病人傷口的經驗，所以即使現在的我只能單手縫合，但我對自己的外科縫合技術還是很有信心，於是立刻安排了切除手術，幫她去除腿部的大患，這也讓我想起前一陣子安朔的廖老伯，因為我曾經為他切除腹部的脂肪瘤，讓他感念至今，所以又來門診要求我幫他處理腳部的不明腫瘤。

前陣子被衛生局長欽點為驗收南迴線衛生所的醫療儀器主驗收官時，在某衛生所，我碰巧遇到一位等候看診的老婆婆因砍草時左小腿不慎被鐮刀割傷而血流不止。我本來想自告奮勇請護士小姐準備器械由我親自替她縫合，但令我吃驚的是，該所竟沒有外科手術的器材，連局部麻醉劑與縫線都付之闕如。

或許是他們的醫師不常做縫合手術吧，我心裡想著，最後只好請病人轉到附近的私人診所去治療。

老婆婆原本不想那麼麻煩，她說只要包紮就好了，但我用母語告訴她：「婆婆，不行喔。小腿這邊的皮膚張力很強，不縫合傷口，不但會流血不止，而且不容易癒合。」

我當時感慨萬千，也在心裡發誓絕不讓這種事在達仁衛生所發生。

自從我中風病倒後重回工作崗位，每次遇到外科手術的病患，我用我僅存的右手幫病患處理傷口時，腦海裡總會想起一部古老的武俠電影《獨臂刀客》，以及金庸筆下的神鵰大俠楊過。

我當然不是古代的大俠客，但每當面臨這些情況，看著自己單手拿起手術刀及持針器的畫面時，常會禁不住想，到底是當醫師的我勇敢，還是身為病患的他們有勇氣？

白袍下的陰影

卸下白袍後，我是一個再平常不過的平凡人。

為回應許多鄉親的要求，二〇〇八年起，衛生所重開假日門診，以應付家鄉急性醫療的需求，許多同事及好朋友們聽了都大吃一驚。

他們紛紛滿懷關心地對我說：「主任，你的身體撐得住嗎？你一定要這麼拚命嗎？你才剛生過一場大病，現在也都還沒有完全康復，你要不要再考慮一下？」

最近我常常想，達仁鄉真的很需要我、非我不可嗎？會不會我離開後，將來有比我更優秀、更熱心的醫師前來服務？

偶爾，我會想起當年那個身體強健、意氣風發的自己，論醫術，雖非頂尖，但至少是中上；論體能，我似乎有永遠發洩不完的精力；論抱負，我有滿腔的服務熱忱；論待人處事，我更有對生命始終如一的熱情。然而，這一切，都在我中風病倒後起了莫大的變化，我的體力不如以往充沛，身手失去往日的矯健，情緒的控制更遠不如當年的精準。

唯一慶幸的是，上帝並未帶走我的全部，我的思緒清明一如往昔，對生活的熱忱與生命的熱情也始終未曾失落。

曾經有很多親近的朋友問我：「為什麼你總是處處為別人著想，從不為自己打算？」甚至有更多人對我說：「為什麼你可以這樣勇往直前而無怨無悔的付出？」

其實，穿上白袍的我，會不自覺地有一份神聖的責任與使命感，但卸下白袍後，我是一個再平常不過的平凡人，在遇到生命中這麼重大的變故時，我的感受和一般人並無不同，甚至，因為我是一位醫生，所以更受震撼與打擊。

在那段剛從死神手上逃脫的日子裡，面對殘破、無法使喚的病體，我曾經不只一次想要結束自己的生命，然而，我最終並沒放棄自己，也許是內心裡還有股不想被生活擊倒的韌性。

但也許，就因為我是一位醫生，當我重返工作崗位時，我更能感同身受病人受到病痛折磨的痛苦，也願意更設身處地替病人設想。

過去的我是一個身懷絕技、滿懷壯志的熱血醫師，現在的我雖然因為生病，使得左側偏癱，然而我胸中的熱血始終不曾冷卻。

儘管步履蹣跚，我依舊會為愛我的人，以及需要我的人勇敢走下去。

我的小小病人

害她心裡很是納悶，哪有人生病是帶著雀躍的心情去看病的。

這陣子，衛生所忙著施打小兒預防注射，看到許多家長帶著小孩前來，才驚覺之前，我都處在一種不捨一些老病人逐漸凋零的感傷中，完全沒注意到其實有更多的新生命正悄悄來到這世上。相較於都會區日益嚴重的少子化現象，我相信這些年來我在家鄉看過的小兒病人絕對不比同時期都市大醫院小兒科專科醫師看的病患來得少。

有些年僅四五歲的小病患，小小年紀，病歷就已厚厚一疊，儼然成了我最忠實的「老病人」。

例如本村的林家小孫女，每次她們年輕的阿嬤帶她們來診間時，總用驚奇的語氣對我說：「我這幾個孫女很奇怪，生病時看別的醫生都沒效，只有吃你開的藥，病情才會改善，所以她們都指定要找你看診，只要一感冒就大聲嚷著：『阿嬤，走，帶我們去找徐主任看病。』」害她心裡很是納悶，哪有人生病是帶著雀躍的心情去看病的。

還有呂氏小姐妹花，每回看完診，總會俏皮地對我說：「拜拜，下週見。」我當然不希望她們下週再來，因為我希望她們經過我的診療，會快樂平安地長大，但我還是帶著微笑跟她們說再見。

這群小小病患讓我想起，我剛出生時是未滿七個月大的早產兒，當時台灣的醫療水準遠不如現在發達，醫院的新生兒中心也還沒有保溫箱設備，聽母親說她在懷我六個多月時依然下田工作，結果在四十年前的五月某個早晨，她在田裡工作時突感腹痛，於是我就毫無預警地提早來到這個世界。

當時她和爸爸跑遍了台東所有的醫療院所，沒有一家醫院願意收治我。

當醫生們看著我像老鼠般微小的身軀，連肚皮都透明得幾乎可以肉眼看見我體內的臟器時都紛紛搖頭說：「這個孩子是活不成了，你們不要抱太大的期望。」

在父母親幾近絕望時，他們終於找到了一位肯收治我的小兒科醫師。

他是位虔誠的基督徒，他告訴爸媽：「沒關係，你們要相信上帝能醫治他，出院後你們就回家養養看，養不養得活就看上帝的旨意了。」結果媽媽的信仰因此改變了。

過去媽媽常常以說笑的口吻述說小時候的我身體小得可以放進口袋去菜市場買菜，雖然我覺得她開玩笑的成分居多，但看著當時身體強健的自己，實在難以想像他們是如何含辛茹苦地把我扶養長大。

如今看著這群小小病人，我感受到新生命的喜悅與美好。

我希望我的小小病人都能平安長大，如果有機會，也想向當年救我一命的小兒科醫師說聲謝謝。是他，讓我有機會為許多人解除病痛，也是他，讓我能成為改變南迴公路醫療生態的醫師。

最獨特的一聲「謝謝」

我當場愣住，那是我行醫以來，頭一回遇到。

森永村有兩位名叫玉蘭的老太太，一位是七十來歲的小玉蘭婆婆，另一位較年長，但個頭較嬌小的玉蘭婆婆則已八十餘歲。兩朵玉蘭花都是衛生所的常客，每次來衛生室都為我們帶來芬芳的氣味。

當年我第一次為大玉蘭婆婆診治後的隔週四，她蹦蹦跳跳地前來森永衛生室，帶著滿臉的喜悅笑容，踏進診間對我說：「Kuisan，自從你上次替我治療後，我現在身體變得好輕鬆，我今天沒有不舒服，我是特地來對你說聲謝謝的。」

我當場愣住，那是我行醫以來，頭一回遇到有病人身體沒病痛卻專程來「看醫生」的，所以我對她印象非常深刻。

然而我病倒後，兩位玉蘭婆婆也同時消失，直到去年在衛生所巧遇小玉蘭婆婆，她才固定重回衛生室找我診治，而大玉蘭婆婆卻始終未再現身，所以每週四早晨我到森永村做巡迴醫療時，總會不時想起她。

這個月開始施打季節性流感疫苗，十月一日從森永村開始打起，場面依舊熱鬧擁擠。忙亂間，一個熟悉的臉龐和身影映入我眼簾。

在媳婦攙扶下，大玉蘭婆婆顫巍巍走入診間，她臉上的風霜已取代原本可愛的笑容，但一看到我，就像看到老朋友般，和我熱烈打招呼，顫抖的聲音從一付全口假牙中迸出：「Kuisan，我來了，因為身體每況愈下，前兩年兒子、媳婦把我接去台北，所以很久沒來這裡了。我這次來是想問，我能不能施打流感疫苗？」

到這一刻，我才恍然大悟，原來她這幾年都在北部生活，難怪許久沒見到她。

望著她愈見花白的頭髮和蒼老的臉頰，嘴角依稀有著昔日的笑意。我立刻說：「只要沒發燒，當然可以啊。」

打完針，儘管大玉蘭婆婆行動已漸遲緩，她還是堅持走到我跟前，揮舞著右手，用似曾相識的語氣說：「Kuisan，我要走了，謝謝你。」

目送她離去的背影，我內心無限感慨，雖然我不知道此生還有多少次機會能再見到大玉蘭婆婆，但我會永遠記得多年前，她那一次，對我來說，那麼獨特、那麼感動我的一次「謝謝」。

堅強的理由

有時候，我也會迷惘，現在的我到底是勇敢，還是軟弱？

我的人生因為一場突如其來的健康意外而被分割成鮮明的兩段。

生病前，我光芒耀眼，對我的專業與人生有信心，我渴望改善家鄉的醫療環境，而且也一步一步做到了；病倒後，我像隻孤獨的野獸，在黑暗中摸索，到處尋找生命的動力及繼續走下去的勇氣。

重回工作崗位後，許多身旁的朋友對我說：「你已經夠勇敢了，雖然生病後，身體左側行動不便，但你依然如故，若換作是我，不知道是否還有勇氣再站起來，你真的夠堅強了。」

週一到台坂村、週二在新化村、週三在土坂村、週四則是森永村，雖然多年來巡迴醫療的行程沒有任何改變，但因施打流感疫苗的緣故，這星期各個村落的衛生室也變得熱鬧活絡了起來。

看到許多久違不見的老病患，他們見到我會靦腆地點頭微笑，有些老人家更會走上前來輕拍我的手背，用排灣族獨特的口吻說：「阿伊洋啊，VuVu（祖孫輩的相互稱呼）。」意思是：好久不見，你還好嗎？

有時候，我也會迷惘，現在的我到底是勇敢，還是軟弱？從小到大，我從父母身上學到一件事，我必須堅強獨立，我沒有軟弱的資格與權利。

昨晚看電視時，無意間看到一齣描述醫院故事的日劇，有一個畫面是兩位醫師的對話。其中一位醫師對另一個醫師說：「我覺得你好堅強，為什麼你會這麼堅強呢？」另一個醫師則回答：「其實，每個人都一樣，都會在某些時候，為了某些人而變得堅強，你也是。有一天，你也會為了病人而堅強起來。」

深夜裡，回想白天遇到的一張張老面孔，我驀然領悟，是呀，這許許多多老病人的信任和依賴，他們對於解除病痛的渴望，他們對於我的期待，正是我堅強的理由啊。

如果當初我是左大腦受損

仔細想想，上帝其實待我不薄。

就在不久前，我從署立台東醫院復健治療師口中聽到一則感人的故事。一位住在長濱鄉的阿美族人，十多年前因一場意外，造成他的雙足腳掌同時被切斷，但他乖舛的命運卻還沒有停止。沒多久，他又從高處墜下，造成脊髓損傷，四肢只剩右手還有功能，但十幾年來他依舊照常到工地做綁鋼筋的工作，不但養活自己，也養活一家人。

我生病這段時間，心情常常起伏不定。望著自己無力垂下的左上肢，以及走起路來顛簸的姿態，我常喟嘆，為什麼我身體的左半邊再也不受大腦的控制，我的自信心也一點一滴的流逝。

如果說昔日我源源不絕的自信正如滔滔江河，如今，我的自信早已變成潺潺細流。

前幾天，一位老朋友來電告訴我，他覺得我生病後看起來反而變好了。我聽了十分驚訝，問明原因。他說我現在身材變瘦了，但最重要的是在我身上再也聞不到昔日的狂傲之氣，有的只是鋒芒內斂的光華。

這星期我值假日門診，一早來到衛生所，出乎意料地來了很多病人就診。我一一向他們寒暄，問他們身體怎麼了。

他們也熱情地回答：「主任，我們身體很好，沒有不舒服。我們是來看你的呀。」

仔細想想，上帝其實待我不薄，我是身體左側行動不便，這讓我還有正常工作的功能，病患對我的信賴也並沒有因此而減少。

如果當初我是左大腦受損，那麼不僅會失去身體右側的運動功能，還有可能會傷了語言神經，這不但會使我現在的日常生活更加艱困，更可能無法回到我熱愛的醫療工作。

昔日的那個我已經永遠離開了

我一念之間使那位病人的死亡時間延遲了一個半小時。

年輕時，由於年少輕狂、青春正熾，總覺得死亡是離自己相當遙遠的事，那時候腦海裡想到的盡是光輝燦爛的生命，從未真正想過「死亡」這回事，一直到從醫學院畢業，再到醫院服務，因為身處第一線醫療的急診室，每天不知要面臨多少次病患的生命從我手中流逝，才逐漸感受到什麼是死亡。

死亡在醫學上是可以被量化的，如昏迷指數三分、沒有呼吸、沒有心跳，經急救三十分鐘無效後就可宣布死亡，然而弔詭的是，藉由醫療科技的發達，生命有時可以藉由醫療的介入，巧妙地延長。

病患沒有自主呼吸，有人工呼吸器，沒有心跳，也有體外循環機器延續。我想起當初在奇美醫院急診室時，有一天值班遇到一個到院前已死亡的病人，在做完三十分鐘的心肺復甦術，依然沒有反應。

正要向家屬宣布病患死亡時，卻聽到一位家屬對我說：「醫生，我拜託你，因為事情來得太突然，我們還沒做好準備，可不可以先等我們處理完一些事後再來宣布死亡？」

我愣在當下，一時不知如何是好，但望著家屬哀求的眼神，只好答應他們：「那你們要快點，我不能讓他在這裡待太久。」於是自動心肺復甦器繼續運作。大約一個半鐘頭後，他們再度回來告訴我事情辦妥了，我才移除機器，正式宣告病人的死亡。

事後我常想，我一念之間使那位病人的死亡時間延遲了一個半小時，但那一個半小時的時間，病人真的還算「活著」嗎？

生與死的距離究竟有多遠？在醫療工作崗位上，我常感嘆生死不過一線之隔，轉瞬間就可翻越。而每回在周遭親朋好友的喪禮上，看著前一刻還活蹦亂跳的人，從此將天人永隔，此生此世再也見不到他們的身影，內心的愁悵又讓我覺得生死的距離是如此地遙不可及。

人生走完一半，尤其在經歷過一場人生風暴後，我對生命的鮮活跳脫不再感到興味盎然，反而經常思考「死亡」這件事。

人世間不知有多少人雖然表面軀體完整，但內在空虛，生命漫無目標，如行屍走肉般地生活，這樣真叫「活著」嗎？歷史上有許多名人，儘管肉體早已作古，但他們的故事依然在後世人間口耳相傳，栩栩如生，他們真的「死亡」了嗎？

回頭想想自己，過去的我真的已死了嗎？那麼，現在活著的我是一個全新的生命？抑或是延續著昔日的生命繼續存在？如今，我該和以前的自己做個完全的切割，還是在今昔之間尋找任何相互連結的蛛絲馬跡？我仰頭問天，上帝始終保持緘默。

兩年前我病倒時，幾乎像是從鬼門關前繞一圈回來。許多人問我意識昏迷的那段期間，有沒有見到什麼異象。老實說，對於那次的情況，我的記憶就只到病發當晚，我在加護病床上對於即將造成的軒然大波暗自焦急不已，之後就一無所知了。

重生之後，或許在旁人眼中，我依舊是我，除了行動有些不便之外，其他並沒有什麼改變，但在我心中呢？

剛開始時，只要一想到這個問題，我似乎就出現人格分裂的現象，其中一個我，始終堅信現在的我，只是肢體暫時受到綑綁，遲早有一天會恢復昔日的模樣；另一個我，則不斷提醒自己要接受現在的我已和從前不同，過去的那個我已經永遠離開人世，不會再回來。

無論如何，隨著對自己的心理調適，以及鄉親們的鼓舞，我逐漸能接受現在的我，一個經歷過身體與心理蛻變的我。

我永遠不會忘記你

為什麼倒下去的人不是我，而是你這個照顧病人的醫生？

最近到署立台東醫院做復健時，院長總會走進來，挽著我的手臂問：「超人，什麼時候過來呀？」

我無法給院長肯定的答案，因為這也是這陣子我經常問自己的問題，離開或留在達仁鄉？我始終拿不定主意。

兩星期前，我前往南田村參加姨婆過世滿四十天的除喪聚會。當時坐在我右手邊一位似曾相識，但又有些陌生的中年婦女頻頻向我敬酒。

她舉杯對我說：「醫生，你應該不認得我了。今天好不容易再見到你，我一定要親口對你說聲謝謝。當年是你把我救回來的，我永遠記得那一天，因為在你救活我的三天後，就聽到你倒下的消息，當時我哭了好久，暗中埋怨上帝，為什麼倒下去的人不是我，而是你這個照顧病人的醫生？」

在新大樓已經上班一段時間了，走進這間集合眾人心血，好不容易才完成的衛生所，我似乎漸漸淡忘昔日在殘破舊辦公室胼手胝足努力耕耘的情景，就像當年初回偏遠醫療環境時，也逐漸遺忘大醫院的風光歲月一樣。

接近正午時，被我笑稱看病最頻繁的森永村幹事又來衛生所找我。正準備步下診間，他卻先走上階梯，向我迎面而來，臉上堆滿笑容對我說：「主任好，我又來了。這大概是我最後一次來看你了。」

我一臉狐疑：「你要離開了？」

他點點頭：「我要調回屏東的老家，不過我永遠不會忘記你這個認真又拚命照顧大家健康的主任，我想可能這輩子再也遇不到你這種人了。」

下午，被同事們視為我的超級大粉絲之一的閩南老病患，陳涂女士也踏入診療室，一看到我，她立刻咧起嘴來開懷笑道：「主任，我又來麻煩你了。」

這幾天，我又開始夢見那個身手矯健、不斷搶救病患的自己，那種雙手靈活自如的畫面，是我遺忘許久的感覺。

到底我要繼續留下來，做一個被鄉親需要的部落醫生，還是重回醫院，一展處理急重症長才，以拯救更多患者的大醫師？下一步該如何走？

部落的心跳

結果他今天起了大早，在客廳徘徊等待。

週四早上，住南田的大姨婆夫婦來衛生所看診，他們說等待我的門診時間已等了將近一個禮拜。不過我聽掛號的小姐說前幾天他們才來過，只是因為看診的醫師不是我，所以就失望地又折回去了。在我仔細替他們診療後，他們才帶著滿足的笑容離去。

記憶中，大姨婆很少生病，是外婆家族裡最少來衛生所報到的人，直到二姨婆離開那天，她對我說：「你死去的姨婆過去常對我說，你開的藥方很好、很有效。我以後有病也只找你處理了。」

望著他們倆離去的背影，我似乎看到了信任的力量。

星期五早晨，高齡八十四歲的阿菊婆婆又帶著天使般的笑容前來，一見到我，她立刻滔滔不絕說起她的病痛。她因慢性中耳炎而導致耳膜破裂多年，我也只能挨近她身邊和她對話。

正如潮汐不斷來回拍打海岸一樣，每隔一段時間，阿菊婆婆都固定會來衛生所回診，多年來從未間斷，即便我病後，也沒有絲毫的改變。

那星期的假日門診，剛好遇到蓮花颱風來襲。在我開車到衛生所途中，突然一陣狂風暴雨。原想這樣的天氣，來看診的病人應該相當稀少，沒想到一大早就湧進大批的病患。

將近十點，安朔村的陳阿姨推著輪椅帶周老伯來找我。一踏進診間，陳阿姨馬上對我說：「我老公前幾天身體就不舒服，昨天一直嚷著要找主任看病，我只好安撫他主任很忙，今天再來找您。結果今天他起了個大早，在客廳徘徊等待，於是我就帶他來了。」

我轉頭望向坐在輪椅上的周老伯，他靦腆地笑了笑，揮手招呼我。

從半夜到清晨，窗外風雨聲不斷。早上起床，拉開窗簾，望著窗外飛在風中的細雨，遠遠聽著太平洋怒濤拍岸。

七年前，我依循著山林的呼喚回到家鄉，七年來，我應和著部落的心跳聲，在東海岸邊譜出一段段動人的旋律。回想起大姨婆堅決的眼神、阿菊婆婆動人的微笑、周老伯滿足的笑容，這些老病人雖沒帶給我豐富的物質回饋，然而他們回報給我的卻是無可比擬，什麼都比不上的信賴與真愛。

他們一定等我很久了

是主任嗎？主任搭直升機來看我們了嗎？

二〇〇九年八月莫拉克風雨的重創，為家鄉帶來慘烈的災害，交通中斷、停水停電、民生物資短缺，民眾苦不堪言。

當我搭直升機來到衛生所時，因土坂村、台坂村聯外交通中斷，通訊也失聯，儘管我心急如焚，擔心那些老病人的狀況，也只能無奈地坐困愁城、暗自喟嘆。

幾天後，雖然南迴公路已經順暢，然而通往土坂村、台坂村的山路因多處坍方，一般車輛還是無法行駛。八月十四日早晨我特地開著向衛生局借來的四驅車前去探路，順便探望駐守當地的工作同仁，替他們加油打氣。

一到土坂衛生室，一位同事說起前幾天部落的情況，正當我受道路阻隔不能回部落巡迴醫療而在衛生所乾著急的隔天，有位台東基督教醫院的熱心醫師搭機進入，鄉親們聽聞衛生室開始可以提供醫療服務，紛紛前來詢問：「是主任嗎？主任搭直升機過來看我們了嗎？」聽到這些話，我深感自責、心疼。

為了探詢恢復正常巡迴醫療行程的可能性，八月十六日上午我又前去巡視路況，發現巡迴醫療車依然難以通行，所幸自花蓮門諾醫院來的醫療團隊願意協助駐診土坂，而台東基督教醫院也表示他們白天可以去替台坂村的鄉親看診，正當我放下心裡的一顆大石頭時，同仁卻反應台坂村民不斷來電詢問我們什麼時候會進部落巡醫。

我納悶問道：「不是有台東基督教醫院的醫療服務嗎？」

同仁回答村民堅持非找我看診不可。情非得已，只好安排週三下午前進台坂衛生室，由於路途難行，時間有些耽擱，車子還在翻越崩塌路段時，病患的催促聲已在電話中不停響起。到達衛生室前，一大群病人早已在門前等候開門。

坐定位開始看診，看著桌上擺滿的病歷，我深深嘆了口氣：他們一定等我很久了。這一大群病人中有些人身體不適已超過一週之久，有些則是習慣看我門診取藥的慢性病患。

我忍不住問道：「這些日子不是有其他醫療院所的團隊來診療嗎？你們怎麼不先找他們處理呢？」他們都異口同聲地回答：「我們才不要別的醫師診治，我們只信任你，所以才一直忍耐著等你來。」

我聽了心中感慨：如果道路很晚才可通行，那他們身體豈不是要病壞了？而萬一有天我選擇離開達仁重回醫院，這些病人怎麼辦？

我們看到的是安心

這幾年來，他們不斷來找我，我到底給了他們什麼？

如同往年一樣，十月份因施打流感疫苗，又碰上季節的更換，看診的人潮往往是一年中的最高峰，今年更是明顯，光是這一星期的門診量就已經超過我剛返鄉時一個月的人數。

每當走進診間，看見候診室數十雙病患的眼睛，隨著我搖晃的步伐移動。忍不住開始懷疑面對我這樣一個跛腳醫生，他們哪來那麼大的信心？

每個人都知道預防重於治療的道理，甚至有人說預防疾病的發生才是醫學的上上之策，給藥治療是最後的手段，所以我常常想，這七年多來，我日以繼夜致力在被認為最枝微末節的治療病痛上，更因此喪失自己的健康，到底是對是錯？我的到來，究竟是醫治他們，還是讓他們養成看病的習慣？

鄉下的老人家也很可愛，每次訴說完自己的病痛後，總會補上一句：「唉，我也知道年紀大了，身體就會出現許多問題，人老了就是這樣，沒辦法。」

這一年來，雖然衛生所出現了許多新面孔，而今天早上森永村的蔡吳老先生，以及下午安朔村的陳涂女士和潘氏夫婦，則是多年來經常來光顧的病患。嘴裡說的都是千篇一律的病痛，沒有多大改變。

我問自己，這幾年來，他們不斷來找我，我到底給了他們什麼？或者說他們想從我身上得到什麼？然而看著他們一個個皺著愁眉前來，又帶著燦爛的笑容離去。在灰濛欲雨的天空裡，我彷彿看見瑰麗的彩虹。

夜間門診的土坂衛生室依舊熱鬧，看完診開車回家，開始下起濛濛細雨，我的心漸漸澄清明亮，想起那一張張質樸的臉龐，我告訴自己就算治療是最末的醫學手段，但畢竟那是我唯一能幫助他們的專長呀。

我突然想起莫拉克風災時，一位前來協助我們災後心理復健的門諾醫院身心科醫師對我說的話，當時我向他道謝，他卻回我說：「不，我才要謝謝你，因為來這裡幾天，我們沒看到災害的創傷，我們看到的是安心。」

於是，我終於明白，這許許多多病人來找我診療，不是為了療癒病體，而是尋求解除病痛的安定感啊。

如果我的雙手依舊完好如初

雖然這只是他們輕描淡寫的一句話。

早上應新化社區發展協會的邀請，前往新化村活動中心為當地村民舉辦一場關於「核廢料對人體的危害」的演講。

當我腰間繫著手持式擴音器，正賣力地站著演講時，突然間，台下的鄉親不忍見我辛苦，紛紛對工作人員說：「找一張椅子讓主任坐下來講嘛。他這樣站很久會很累。」

雖然這只是他們輕描淡寫的一句話，但聽在我耳裡，卻像冬日久違的陽光，我的心裡是滿滿的溫暖與安慰。

星期一晚上夜診結束，當我們正收拾東西準備返家時，一位鄉親匆匆忙忙地跑來說他隔壁鄰居因醉酒吵架，徒手打破玻璃而鮮血流個不停，請我們稍等他一下。

病患被送來時，看著他右手臂兩道深及肌肉組織的傷口，我心想如果我沒病倒，如果我的雙手依舊完好如初，那麼這樣的傷口即使很不幸地割斷了肌腱，處理起來也不困難，大約只要半個小時就可以縫合完畢，最重要的是可以讓病患更早解除疼痛與擔心，但考量到我目前只剩單手有功能，只好先幫他做初步包紮，再將他轉送到醫院處理。

看著病患離開的背影，我心裡一方面深感歉疚，但另一方面，我也在心裡惕厲自己，要好好做復健，別再灰心喪志。

我希望能早日恢復左手的功能，那麼也才能有機會為鄉親做更多、更好的服務，就像他們對我從來沒有改變過的疼惜與愛護一樣。

因為信賴的眼神

那一刻，我總是有點錯愕，接著才意識到別人眼中的我原來是這樣需要協助與幫忙。

自從大病一場後重回衛生所上班，我的生活因角色扮演的劇烈轉換而陷入極端矛盾與衝突的弔詭當中。

白天有一半的時間，我是被病患需要和依賴的醫師，另一半的時間，我又必須馬上轉變成病人的角色，到醫院接受復健治療。

偶爾，我會跟身邊的人談天說笑，帶給別人一些歡愉，看到他人笑得那麼開心，心情也會跟著開懷起來。但晚上回到家，我又只能與自己的靈魂孤單對話。

曾經有人問我：「你堂堂一個醫生，為何常要扮演丑角，討他人歡心？」我總是回答：「人世間的苦難已經夠多了，為什麼不能多帶給別人一些歡笑呢？」

我不知道其他人會以什麼樣的態度來面對如此這般強烈對比的角色轉移與心情轉折，但我相信這對任何人來說，都不會是輕易可以克服的事。

如同我去機關或銀行辦事時，服務人員看見走路遲緩的我，總會熱心地跑來跟我說：「先生，我看你行動不便，我來幫你。」

那一刻，我總是有點錯愕，接著才意識到別人眼中的我原來是這樣需要協助與幫忙，雖然我總是笑笑說：「沒關係，我可以自己來。」但曾幾何時，一向只會對別人伸手扶持的我，現在連這樣簡單的小事，竟也有需要他人相助的一天。

這陣子，我常會想起當年剛考上醫學院，在準備入學的前一天晚上，外公對我說過的一段話：「路瓦（我的排灣族名字），你上台北後，記得一定要放低身段，保持謙卑的心態與人相處，然後千萬不要忘記兩件事——當你稍有成就的時候，記得要往前看，因為還有很多人比你更好更優秀，這樣你就不會得意忘形；當你遭遇挫折、失意的時候，記得要往後看看，還有更多的人生活比你更加不幸，這樣你就不會灰心喪志。」

當時我聽了驚訝無比，如此令人動容的生命哲學，就連受過高等教育的人都未必說得出，國小都沒畢業且從小在山區部落長大的外公竟能從日常生活中體會出來。

如今，我遭逢生命中最巨大的痛，外公的提醒，讓我對生命有另一番思考。我期待自己不再陷溺，也想起那群默默支持我的衛生所工作夥伴，以及眾多病患渴望、信賴的眼神。因為他們的渴望，我擁有了存在的價值與意義，也因為他們的信賴，給我繼續往前走的勇氣和力量。

重生紀念日

昔日的我，在三十九歲那年已經結束。

二〇〇八年九月十八日，是我心中值得紀念的大日子。兩年前的今天，我在急救站值班時，因過度疲累而中風倒下，從此劇烈地改變我的生命。

事實上，這兩年來，我一直在尋找我病倒所隱含的深刻寓意。中午，我特地請所裡同仁吃飯。席間，一位同仁無意間說的一句話，卻給了我茅塞頓開的莫大啟示。她說：「主任，今天才是你滿兩週歲的真正生日，五月份的那一天已不再是你的生日。」

回家途中，我不斷回想起這句話，瞬間，我似乎明白了當初上帝要我倒下的真正含義。

三十九歲以前，我一個山上來的小夥子前往都市闖蕩，一路苦讀到醫學院畢業，畢業後又進入充滿挑戰性的急診領域習得一身本領，後來回到家鄉，為鄉親改善並爭取醫療資源。正當我前半的人生走向最頂峰時，卻遭逢自出生以來，生命中最大、最難克服的挫敗。

我的生活因失去健康而掉落谷底深淵，我必須像個嬰兒一樣，從學習站立、走路開始。慶幸的是，比起當年那個學識技能都沒有的窮小子，現在的我，思緒清明，醫學上的經驗、學識也未曾失去，更最重要的是，對於未來，在經歷過短暫的消沈後，我仍懷有遠大的夢想，對於生命，我也始終抱持無限的熱情。

我明瞭，上帝要我重回最初的起點，再次逐步建立新的人生，上帝對我是何等的厚愛。別人要過兩輩子才會有的經歷，我今生今世就能同時擁有。我想，若沒生這場病，依我昔日的生活作息，我絕不可能有時間思考生命的意義。

過去一年多來，我之所以一直無法走出失去身體左側運動功能的陰影，真正的原因是我太眷戀往昔那個風光璀璨的自己，以至於經常拿現在的自己跟當年的我相互比較，這使得我常會陷入自憐自艾的沮喪漩渦中無法自拔。

如同之前我上台北為北醫的指導教授鍾老師過七十大壽。過去幾年，鍾爸的生日都由我主持大局。當年的我鬼點子超多，滿嘴的笑話總讓大夥敲桌噴飯，笑翻肚皮，如今因身體的遽變而收斂許多，席間我大都默默坐在一旁陪笑。

聚完會，鍾師母與他們的女兒在餐廳門口對我說：「我們都好想念你唷。難怪今天沒有以前熱鬧，原來是你沒上台唱歌。」我也只是笑一笑。

是啊，我已經不再是以前的自己了，我告訴自己，忘掉過去的自己吧，當初我不也是從無到有，一路辛苦努力才有那段璀璨的歲月？忘記過去，努力向前。我不是一向堅忍不服輸嗎？雖然，現在我步伐緩慢，但我相信只要我的初心還在，依然可以重新耕耘起另一番豐富的人生。

昔日的我，在三十九歲那年就已經結束，新生的我才滿兩歲，未來正等著我重新揮灑與開創。

永遠和病人站在一起

我腦部受傷，是上帝賜給我生命的豐盛禮物。

有一天，三位銀行的業務員走進辦公室來拜訪我，其中有兩位生面孔，一看到我立刻大聲說：「咦，你是人家說的那個超人主任嘛。我在電視上看過你。」另一位較熟識的女業務在旁插話：「是啊，就是他，我們主任很有名耶。」

這場景讓我想起幾個月之前，當我忙完夜間門診，在開車回家途中，我到台東市中華路旁一家賣滷味的小攤買吃的。我下車走近攤位時，一個陌生男子在幾步之遙向我招呼：「主任嗎？剛下班呀。」

我仔細端詳他的臉龐，心裡想，他是誰？我們認識嗎？卻聽到他對著老闆說：「他是達仁鄉衛生所的主任，是從大醫院回到家鄉服務的年輕醫師，很優秀，也非常有名，我在電視上看過他的故事，只可惜後來因為太過拚命而中風了……」後面他說什麼，我沒有注意聽，拿起滷味，就匆忙離開。

星期五下午休假時，我前往娜魯灣酒店喝下午茶。服務生看我行動不便，不但扶我入座，還貼心地幫我端盤子、挾取菜餚，我發覺自己心情異常平靜地接受他的服務，卻猛然想起在兩年前，我剛重返工作崗位時，有天下午我去銀行辦事，當時服務人員看我走路不便，於是前來幫忙，那時我對於服務人員的幫忙，其實心裡是相當排拒的。

過去，我的腦部還健康完整時，兩個大腦半球巧妙而平衡地控制著我的身體，雖然大部分時間，我的生活是由理性的左腦意識掌控，然而有些時候，我那感性而充滿熱情的右腦意識會佔上風。但自從兩年半前中風後，我的右腦意識已經喪失宰制能力，我的生活完全由自我尊嚴、精於分析批判的左腦意識主導，使我的思考經常停留在負面情緒的迴路裡。

記得剛回來那幾個月的某一天晚上，我突然感到極端的頭暈不適，血壓也急遽上升，因為擔心復發的可能，所以馬上到醫院追蹤腦部電腦斷層檢查。

通常腦中風過的病人，在事後追蹤的電腦斷層影像裡，會發現病變的位置因腦細胞死亡而造成的吸收空洞，但出乎意料地，那次的電腦斷層圖片卻可以看到我的右腦實質依舊飽滿，那時我心裡就想，原來我右腦的運動皮質還在，只是它使喚左側肢體的功能暫時沈睡了。

在寧靜的星期六下午，我想起身邊那些從未遺棄我的同事、朋友，我想起那些自始至終信賴我的病人，於是我告訴自己，不要一直把心思放在我身體的失能，而應該轉移到我還存在的功能上。

儘管我的左側肢體不再從心所欲受大腦控制，但我應該想想自己其他還健康的全身細胞，每天是如何努力地協調分工，並為了維持一個完整的個體，不斷奮鬥地生活著。

雖然病倒後，我的生活充滿艱困與不便，然而因為我的病體，我的心靈卻更加豐富了。因為我生病，我身邊的朋友才開始注意自身的健康，我許多醫界朋友，在知道年輕健壯如我病倒後，紛紛去做全身健康檢查。要不是我生病，又有誰會關心偏遠地區的醫療？又有誰會知道有我這麼一個在遙遠山區部落服務的小醫師？

從前，我自認自己親切的服務態度已將「醫生」這個對眾人而言遙不可及的名詞平民化，但或許上帝覺得還不夠，祂不但要藉由我的身體告訴世人「醫生也是凡人」這個既存的事實，更想透過我來傳達我們這個社會需要能貼近病人苦難並和他們站在一起的醫師。

於是我終於了悟，我腦部受傷，是上帝賜給我生命的豐盛禮物。

因為經歷一場大病，我不僅開始反思自己生命的真諦，也讓自己透徹明瞭醫學的最終目的。

國家圖書館預行編目資料

守護4141個心跳／徐超斌著. --初版. --臺北市:寶瓶文化, 2009. 12
面； 公分. --(vision；83)

ISBN 978-986-6745-94-2（平裝）

1. 醫學 2. 醫病關係 3. 文集
410.7 98023202

寶瓶 AQUARIUS

vision 083

守護4141個心跳

作者／徐超斌
副總編輯／張純玲

發行人／張寶琴
社長兼總編輯／朱亞君
資深編輯／丁慧瑋　編輯／林婕伃
美術主編／林慧雯
校對／張純玲・陳佩伶・余素維・徐超斌
營銷部主任／林歆婕　業務專員／林裕翔　企劃專員／李祉萱
財務／莊玉萍
出版者／寶瓶文化事業股份有限公司
地址／台北市110信義區基隆路一段180號8樓
電話／(02)27494988　傳真／(02)27495072
郵政劃撥／19446403　寶瓶文化事業股份有限公司
印刷廠／世和印製企業有限公司
總經銷／大和書報圖書股份有限公司　電話／(02)89902588
地址／新北市新莊區五工五路2號　傳真／(02)22997900
E-mail／aquarius@udngroup.com

法律顧問／理律法律事務所陳長文律師、蔣大中律師
如有破損或裝訂錯誤，請寄回本公司更換
著作完成日期／二〇〇九年九月
初版一刷日期／二〇〇九年十二月三十日
初版十六刷日期／二〇二三年十月十一日
ISBN／978-986-6745-94-2
定價／三〇〇元

AQUARIUS 寶瓶文化事業

愛書人卡

感謝您熱心的為我們填寫，
對您的意見，我們會認真的加以參考，
希望寶瓶文化推出的每一本書，都能得到您的肯定與永遠的支持。

系列：Vision083 **書名：守護4141個心跳**

1. 姓名：＿＿＿＿＿＿ 性別：□男 □女
2. 生日：＿＿年＿＿月＿＿日
3. 教育程度：□大學以上 □大學 □專科 □高中、高職 □高中職以下
4. 職業：＿＿＿＿＿＿
5. 聯絡地址：＿＿＿＿＿＿＿＿＿＿＿＿

   聯絡電話：＿＿＿＿＿＿ 手機：＿＿＿＿＿＿
6. E-mail信箱：＿＿＿＿＿＿＿＿＿＿

   □同意 □不同意 免費獲得寶瓶文化叢書訊息
7. 購買日期：＿＿ 年 ＿＿ 月 ＿＿日
8. 您得知本書的管道：□報紙／雜誌 □電視／電台 □親友介紹 □逛書店 □網路 □傳單／海報 □廣告 □其他
9. 您在哪裡買到本書：□書店，店名＿＿＿＿ □劃撥 □現場活動 □贈書 □網路購書，網站名稱：＿＿＿＿＿ □其他＿＿＿＿
10. 對本書的建議：（請填代號 1.滿意 2.尚可 3.再改進，請提供意見）

    內容：＿＿＿＿＿＿＿＿

    封面：＿＿＿＿＿＿＿＿

    編排：＿＿＿＿＿＿＿＿

    其他：＿＿＿＿＿＿＿＿

    綜合意見：＿＿＿＿＿＿＿＿＿＿＿＿
11. 希望我們未來出版哪一類的書籍：＿＿＿＿＿＿＿＿＿＿

讓文字與書寫的聲音大鳴大放

寶瓶文化事業股份有限公司

（請沿此虛線剪下）

廣　告　回　函
北區郵政管理局登記
證北台字15345號
免貼郵票

寶瓶文化事業股份有限公司　收

110台北市信義區基隆路一段180號8樓

8F,180 KEELUNG RD.,SEC.1,

TAIPEI.(110)TAIWAN R.O.C.

（請沿虛線對折後寄回，謝謝）